Expertenstandard
Entlassungsmanagement in der Pflege

1. Aktualisierung 2009

herausgegeben von

Deutsches Netzwerk für Qualitätsentwicklung in der Pflege (DNQP)

Wissenschaftliche Leitung: Prof. Dr. Doris Schiemann

Wissenschaftliches Team: Prof. Dr. Martin Moers, Prof. Dr. Doris Schiemann
Dipl.-Pflegewirtin Petra Blumenberg, Dipl.-Pflegewirt Moritz Krebs,
Dipl.-Pflegewirt Heiko Stehling, MScN

Fachhochschule Osnabrück · Fakultät Wirtschafts- und Sozialwissenschaften
Postfach 19 40 · 49009 Osnabrück · Tel.: (05 41) 9 69-20 04 · Fax: (0541)
9 69-29 71 · E-Mail: dnqp@fh-osnabrueck.de · Internet: http://www.dnqp.de

Osnabrück, Juli 2009

Die Aktualisierung des Expertenstandards Entlassungsmanagement in der Pflege wurde vom Bundesministerium für Gesundheit im Rahmen des Modellprogramms zur Versorgung Pflegebedürftiger gefördert (Förderzeichen 234-43164-1/750).

Deutsches Netzwerk für Qualitätsentwicklung in der Pflege (Hrsg.):
Expertenstandard Entlassungsmanagement in der Pflege - 1. Aktualisierung 2009
Schriftenreihe des Deutschen Netzwerks für Qualitätsentwicklung in der Pflege. Osnabrück
ISBN: 978-3-00-010559-3

Vorwort zum aktualisierten Expertenstandard

Für die vorliegende Aktualisierung des Expertenstandards kommt die Expertenarbeitsgruppe zu dem Ergebnis, dass sich im Aktualisierungszeitraum zwischen 2002 - 2008 keine grundsätzlichen Änderungen in der Forschungslandschaft und in den Problemlagen der Versorgungsgestaltung ergeben haben. Damit wird der Expertenstandard Entlassungsmanagement in der Pflege ausdrücklich bestätigt. Zugleich haben zahlreiche Praxiserfahrungen mit dem Expertenstandard seine Wirksamkeit ausdrücklich unter Beweis gestellt. Beginnend mit dem erfolgreichen Implementierungsprojekt im Jahre 2003 verfügen zahlreiche Einrichtungen über umfangreiche Erfahrungen mit einem pflegerisch gesteuerten Entlassungsmanagement. Davon zeugen auch die 17.500 Exemplare der Standardveröffentlichung, die bis dato beim DNQP angefordert wurden.

Es haben sich zwar in Pflegewissenschaft und -praxis keine grundsätzlich neuen Erkenntnisse für den Expertenstandard ergeben, verändert haben sich hingegen die sozial- und gesundheitspolitischen Rahmenbedingungen. Expertenstandards sind mit Inkrafttreten des Pflege-Weiterentwicklungsgesetzes ab dem 1. Juli 2008 verbindliche Grundlage pflegefachlicher Arbeit, das heißt für „alle Pflegekassen und deren Verbände sowie die zugelassenen Pflegeeinrichtungen unmittelbar verbindlich" (§ 113a (3) SGB XI)[1]. Eine ausdrückliche Geltungsregelung der Expertenstandards liegt für das Krankenversicherungsrecht (SGB V) nicht vor, weil Pflege im SGB V als Teil der Behandlung ärztlich angeordnet und verantwortet ist. Dennoch sind die Expertenstandards als verbindliche Grundlage der pflegerischen Leistungserbringung auch im Rahmen des SGB V anzusehen. Hintergrund ist die Verpflichtung, dass „Leistungen dem Stand der wissenschaftlichen Erkenntnisse entsprechen und in der fachlich gebotenen Qualität erbracht werden" müssen (§ 135 a SGB V)[2]. Zudem gelten Expertenstandards als „vorweggenommenes Sachverständigenurteil"[3] und haben (haftungs-) rechtliche Relevanz. Damit wurde die Bedeutung der Expertenstandards ausdrücklich gestärkt. Eine Verpflichtung für das Vorhalten eines Entlassungsmanagements ergibt sich darüber hinaus mittlerweile aus § 11 (4) SGB V, in dem festgelegt ist, dass Versicherte einen Anspruch auf ein Versorgungsmanagement zur Vorbeugung von Problemen beim Übergang in die verschiedenen Versorgungsbereiche haben. Die Leistungserbringer sind aufgefordert, sich gegenseitig die dafür erforderlichen Informationen zu übermitteln.

---

[1] Bundesgesetzblatt Teil I 2008 Nr. 20 vom 30.5.2008, S. 892

[2] § 135a SGB V (Verpflichtung zur Qualitätssicherung). Schulin, B. (Hrsg.): Sozialgesetzbuch. München (Beck) 2008, S. 546

[3] Böhme, H.: Rechtsverbindlichkeit von nationalen Standards. Die Schwester/Der Pfleger (12): 1054-1057, 2001

Weiterhin verweisen die Experten darauf, dass im Rahmen der aktuellen Neuordnung von Klinikabläufen Pflegefachkräfte zunehmend in „Prozessmanagement"-Aufgaben eingebunden werden. Vor diesem Hintergrund gilt es daher explizit, den pflegerischen Beitrag zur Herstellung von Versorgungskontinuität stärker zu verdeutlichen, zu präzisieren und weiter zu entwickeln. Die Experten sind sich einig, dass ein wirkungsvolles Entlassungsmanagement nur in multidisziplinärer Zusammenarbeit erreicht werden kann, in der auch die anderen Berufe, wie Medizin, Sozialarbeit, Physiotherapie, Ergotherapie und Psychologie ihre jeweilige Verantwortung wahrnehmen. Der aktualisierte Standard geht jedoch mit Bezug auf internationale Studien verstärkt davon aus, dass im Entlassungsprozess eine Pflegefachkraft die entscheidende Koordinationsfunktion einnimmt.

Auch wenn die aktualisierte Literaturstudie keine grundsätzlich neuen Erkenntnisse zur Verfügung stellt, so erlaubt sie der Expertenarbeitsgruppe doch, zu einigen bisherigen Aussagen inhaltliche Präszisierungen vorzunehmen, die zu Neuformulierungen im Standardtext und den Kommentaren führen:

1. Es lassen sich mittlerweile aufgrund guter literaturgestützter Erkenntnisse konkreter wichtige Einflussfaktoren benennen, die risikoreiche Versorgungsverläufe bedingen. Damit kann die Gefahr von Versorgungsbrüchen gezielter erkannt werden.

2. Auch wenn aufgrund der Literaturlage und der Bewertung durch die Expertenarbeitsgruppe kein bestimmtes Assessmentinstrument empfohlen werden kann, legt die Expertenarbeitsgruppe auf Grundlage des verbesserten Wissens um Einflussgrößen risikoreicher Verläufe konzeptionelle Überlegungen für die Strukturierung und Vollständigkeitsprüfung der ersten Risikoerhebung vor. Im Hinblick auf die Ausführlichkeit der Datenerhebung empfiehlt die Expertenarbeitsgruppe auf Grundlage der Literatur, dass das entscheidende Kriterium allein die erwartbare Handlungsrelevanz ist.

3. Die aktuelle Literaturlage verweist weiterhin auf das besondere Erfordernis einer gezielten Qualifikation der Pflegefachkräfte für Aufgaben des Entlassungsmanagements.

4. Die Bedeutung von frühzeitig eingeleiteten Informations-, Schulungs- und Beratungsprozessen für Patienten und Angehörige wird aufgrund zahlreicher Studien zunehmend hervorgehoben. Auf Grund der veränderten gesetzlichen Rahmenbedingungen empfiehlt die Expertenarbeitsgruppe darüber hinaus, eine neue Aufgabe des Entlassungsmanagements in den Blick zu nehmen: die Risikoidentifikation, Information, Schulung und Beratung bereits vor der stationären Aufnahme bei elektiv behandelten Patienten und unabhängig von der stationären Aufnahme bei ambulant behandelten Patienten vorzunehmen. Neue Organisationsformen wie Medizinische Versorgungszentren (MVZ), Praxisverbünde oder integrierte Versorgungseinrichtungen benötigen gegebenenfalls auch ein strukturiertes Entlassungsmanagement. Allerdings bedarf es eines modifizierten Ins-

trumentes, das den dortigen Strukturen gerecht wird. Der vorliegende Standard bietet nach Ansicht der Expertengruppe jedoch gute Anhaltspunkte für dessen inhaltliche Entwicklung.

5. Gerade vor dem Hintergrund der praktischen Erfahrung mit neuen Bedingungskonstellationen durch die aktuelle gesetzliche Lage, aber auch aufgrund von Erkenntnissen der Literatur weist die Expertenarbeitsgruppe deutlich darauf hin, dass die Implementierung des Standards der gemeinsamen Entscheidung der leitenden Managementebene (Pflegemanagement und Betriebsleitung) und der Kooperationsbereitschaft aller beteiligten Berufsgruppen bedarf. Die Leitungsebene trägt Verantwortung für die Bereitstellung der erforderlichen personellen, zeitlichen, infrastrukturellen und verfahrensmäßigen Ressourcen (Personalstellen, Qualifikation, Zeitkorridore für Besprechung, Assessments, Informationsweitergabe und Evaluation, Infrastruktur wie Dokumentationsmittel, Schulungs- und Besprechungsräume, Sicherstellung des Datenschutzes, etc.), aber auch für die Förderung eines geeigneten Kooperationsklimas. Die Leitungsebene steht ebenso in der Pflicht, sich auf hausinterne Verfahrensgrundsätze für die prozessbeteiligten Berufsgruppen zu einigen, um ihnen die erforderliche Sicherheit für ihre jeweiligen Verantwortlichkeiten und Handlungsspielräume zu geben und eventuelle Strukturveränderungen in Aufgabenfeldern transparent zu machen. Die Pflegefachkräfte tragen die Verantwortung für den Wissens- und Kompetenzerwerb zur Umsetzung des Standards. Hier sind besonders Fortbildungsbedarfe in den Bereichen Risiko- und Bedarfserhebung, Schulung, Beratung und Evaluation zu erwähnen sowie die Frage, wie diese Tätigkeiten in die alltäglichen Arbeitsabläufe zu integrieren sind.

6. Der Expertenstandard verlangt nicht die Umsetzung eines bestimmten Organisationsmodells des Entlassungsmanagements. Er stellt in Rechnung, dass viele Einrichtungen bereits über Ansätze einer systematischen Patientenentlassung verfügen und unterschiedliche Rahmenbedingungen auch nach verschiedenen Lösungen verlangen. Aufgrund der vorliegenden Literaturlage empfiehlt die Expertengruppe jedoch in der Regel den Auf- und Ausbau gesonderter, spezialisierter Stellen für das pflegerische Entlassungsmanagement, deren Wirksamkeit am besten untersucht ist. Das Entlassungsmanagement durch Bezugspflegefachkräfte der Stationen ist jedoch, sofern es allen Anforderungen des Standards gerecht wird, dadurch nicht ausgeschlossen. Als Grundlage für ein solches direktes Entlassungsmanagement empfiehlt die Expertengruppe ein personenorientiertes Pflegesystem, im Idealfalle Primary Nursing.

7. Die Expertengruppe betont ausdrücklich ihre Entscheidung die Trias „Struktur-, Prozess- und Ergebnisqualität" beizubehalten, um einerseits gezielt auf die zunehmend bedrohten Ressourcen für gute Arbeit und andererseits der Bedeutung von Prozessabläufen für Patienten und Angehörige explizit Rechnung zu tragen.

Nicht zuletzt sind sich die Experten bewusst, dass der vorliegende Expertenstandard vor dem Hintergrund des Fragementierung des Versorgungsgeschehens nur als ein Mosaikstein bei der Vermeidung von Versorgungsbrüchen gelten kann. Die Evaluation der eigenen Entlassungspraxis hilft, bislang unzureichend geregelte Schnittstellen zu identifizieren und idealerweise regionenspezifisch erste Maßnahmen wie z.B. Absprachen über runde Tische o.ä. zu initiieren.

Darmstadt im März 2009

Prof. Dr. Ulrike Höhmann
Ev. Fachhochschule Darmstadt

Inhaltsverzeichnis

Die ursprüngliche Fassung des Expertenstandards Entlassungsmanagement in der Pflege mit der Literaturstudie aus dem Jahre 2004 kann zu Studienzwecken beim DNQP angefordert werden. Anfragen richten Sie bitte an: dnqp@fh-osnabrueck.de.

Konzept und Ergebnisse der modellhaften Implementierung sowie das Audit-Instrument zum Expertenstandard stehen auf der Homepage des DNQP (www.dnqp.de) zum kostenlosten Download zur Verfügung und werden auch für die aktualisierte Fassung des Expertenstandards empfohlen.

1 Methodisches Vorgehen zur Aktualisierung des Expertenstandards Entlassungsmanagement in der Pflege

Doris Schiemann und Petra Blumenberg

Das DNQP hat erstmalig beim Expertenstandard Entlassungsmanagement in der Pflege eine turnusmäßige Aktualisierung fünf Jahre nach Veröffentlichung des Sonderdrucks zum Expertenstandard vorgenommen. Bei gravierenden praxisrelevanten Änderungen des Wissensstandes während dieses Zeitraums wäre eine vorzeitige Aktualisierung notwendig gewesen, dazu gab es beim Thema Entlassungsmanagement jedoch keine Veranlassung (DNQP 2007, S. 13 ff).

Die einzelnen Vorgehensschritte zur Aktualisierung eines Expertenstandards umfassen die Einberufung und gegebenenfalls Ergänzung der Expertenarbeitsgruppe, die Erstellung einer neuen Literaturstudie, eine Anpassung des Standards an den neuen Wissensstand, die Einbeziehung der Fachöffentlichkeit und die Neuauflage der Buchveröffentlichung zum aktualisierten Expertenstandard.

1.1 Einberufung und Ergänzung der Expertenarbeitsgruppe

Das DNQP hat sich 2007 an die wissenschaftliche Leitung, die Moderatorin und die Mitglieder der ursprünglichen Expertenarbeitsgruppe gewandt, um sie nach ihrer Bereitschaft zur erneuten Mitarbeit an der Aktualisierung des Expertenstandards zu fragen und die Aktualität ihrer Fachexpertise abzuklären. Neben der wissenschaftlichen Leitung, Prof. Dr. Ulrike Höhmann (Ev. Fachhochschule Darmstadt) und der Moderatorin Hedwig Francois-Kettner (Charité Berlin), standen acht Mitglieder der ursprünglichen Expertenarbeitsgruppe zur Verfügung. Darüber hinaus konnten drei neue Mitglieder mit besonderer Fachexpertise auf dem Gebiet der Umsetzung des Expertenstandards für die Mitarbeit in der neuen Expertenarbeitsgruppe gewonnen werden (s. S. 18). Mit dieser Zusammensetzung von neuen und alten Experten[1] aus Pflegewissenschaft und -praxis war eine wichtige Voraussetzung für einen kritischen Fachdialog über neue Erkenntnisse aus der Literaturstudie sowie auch den im Rahmen von Modellprojekten gewonnenen Praxiserfahrungen mit der Standardimplementierung gegeben.

1.2 Erstellung einer neuen Literaturstudie

Die Literaturstudie wurde unter Federführung von Dr. Klaus Wingenfeld (Institut für Pflegewissenschaft an der Universität Bielefeld) auf Grundlage der ersten Literaturstudie aus dem Jahr 2003 erstellt. Analog zum Vorgehen bei der Entwicklung von Expertenstandards haben

---

[1] Zur sprachlichen Vereinfachung und damit zur verbesserten Lesbarkeit wird im Text lediglich eine Geschlechtsform verwendet. Das jeweils andere Geschlecht ist ausdrücklich mit gemeint.

zwei Reviewer relevante nationale und internationale Literaturquellen gesichtet, analysiert und bewertet (DNQP 2007, S. 6-7). Insgesamt konnten 429 Quellen berücksichtigt werden. Die tabellarische Auflistung der Studien mit Nennung der Ein- und Ausschlusskriterien kann auf der Webseite des DNQP (www.dnqp.de) eingesehen werden. Eine erste vorläufige Fassung der neuen Literaturstudie erhielten die Mitglieder der Expertenarbeitsgruppe zur Vorbereitung ihrer Sitzung im Juni 2008. Auf der Grundlage dieser Studie wurde bereits im Vorfeld der Sitzung ein schriftliches Meinungsbild der Experten zu Themen eingeholt, zu denen aus der Sicht der wissenschaftlichen Leitung oder der Experten potenzieller Aktualisierungs- bzw. Überarbeitungsbedarf bestand.

1.3 Anpassung des Expertenstandards an den aktuellen Wissensstand

Die Anpassung des Expertenstandards sowie der Kommentierungen zu den einzelnen Standardkriterien erfolgte arbeitsteilig zwischen Expertenarbeitsgruppe, wissenschaftlichem Team und Lenkungsausschuss des DNQP. Die Sitzung der Expertenarbeitsgruppe im Juni 2008 diente der kritischen Reflexion jedes einzelnen Standardkriteriums auf Basis neuer Forschungsergebnisse und der Erkenntnisse aus evaluierten Praxisprojekten zur Umsetzung des Expertenstandards. Die im Vorfeld der Sitzung eingeholten Bewertungen der Mitglieder der Expertenarbeitsgruppe betrafen folgende Fragestellungen:

- Bedarf es einer stärkeren Betonung der hausinternen Verfahrensregelung als essentielle Voraussetzung für ein gelungenes Entlassungsmanagement?
- Sollten konkrete Qualifikationsanforderungen an die Entlassungsmanagerin formuliert werden?
- Kann eine klare Empfehlung für eine Organisationsform des Entlassungsmanagements ausgesprochen werden?
- Können aktuelle Empfehlungen zum initialen bzw. differenzierten Assessment ausgesprochen werden?
- Soll eine prästationäre Schulung für Patienten mit elektiven Eingriffen empfohlen werden?

Bei der Beantwortung der Fragestellungen stand die systematische Überprüfung der einzelnen Standardebenen inklusive der dazugehörigen Kommentierungen im Hinblick auf einen potenziellen Änderungsbedarf im Vordergrund des Interesses. Die Antworten der Experten auf die gestellten Fragen sowie zusätzliche Anmerkungen für eine Überarbeitung des Expertenstandards wurden von der wissenschaftlichen Leitung als Sitzungsvorlage für das Expertenarbeitsgruppen-Treffen aufbereitet.

Die Expertenarbeitsgruppe ist zu dem Ergebnis gekommen, dass es im Aktualisierungszeitraum keine grundlegend neuen Erkenntnisse aus der Forschung gibt und dass sich auch die Problemlagen der Versorgungsgestaltung nicht grundlegend geändert haben. Damit konnte der ursprüngliche Expertenstandard ausdrücklich bestätigt werden. Auch wenn die neue Literaturanalyse keine grundsätzlich neuen Erkenntnisse zur Verfügung stellt, sind zur allgemeinen Zielsetzung und ihrer Begründung sowie zur ersten und dritten Kriterienebene des Standards inhaltliche und sprachliche Präzisierungen beschlossen worden. Darüber hinaus wurden Präambel und Kommentare gründlich überarbeitet.

Zu den konkreten inhaltlichen Anpassungen:

- In der Zielsetzung heißt es jetzt: „Jeder Patient mit einem erhöhten Risiko poststationärer Versorgungsprobleme und einem daraus resultierenden weiter andauernden Pflege- und Unterstützungsbedarf ...", statt: „Jeder Patient mit einem poststationären Pflege- und Unterstützungsbedarf...". Mit dieser Veränderung will die Expertenarbeitsgruppe deutlich machen, dass es nicht allein darum geht, Versorgungskontinuität zu der im Krankenhaus vorgenommenen Behandlung zu erreichen. Der Blick soll auch auf die Vielzahl weiterer gesundheitlicher und sozialer Faktoren gerichtet werden, die für Patienten und ihre Angehörigen poststationär ein Problem darstellen können.

- In der ersten Kriterienebene finden sich die Änderungen aus der Zielsetzung (s. o.) wieder und es wurden inhaltliche Präzisierungen zur Verfahrensregelung vorgenommen. Die Kommentierung zur ersten Kriterienebene wurde ergänzt durch evidenzbasierte Kriterienlisten für das initiale und differenzierte Assessment.

- In der dritten Kriterienebene wurden die zu vermittelnden Schulungs-, Beratungs- und Informationsinhalte im Sinne der veränderten Zielsetzung des Standards erweitert. Im Vordergrund steht dabei die Stärkung der Selbstmanagement-Kompetenzen von Patienten und Angehörigen mit spezifischen Problemen, wie z. B. der Hilfsmittelbeschaffung. Neu aufgenommen wurde in der Kommentierung außerdem das Angebot von Beratungen und Schulungen bereits im Vorfeld der stationären Aufnahme, um die immer kürzer werdenden Verweildauern in Krankenhäusern kompensieren zu können.

- In der Kommentierung zur vierten Kriterienebene wurde das Thema zentrale und dezentrale Organisationsformen des Entlassungsmanagement neu bearbeitet, weil aktuelle Studien (s. Kap. 3.6, S. 60ff) eine bessere Wirksamkeit der zentralen Entlassungsformen belegen. Die Expertenarbeitsgruppe spricht für das deutsche Gesundheitswesen jedoch vorerst keine ausschließliche Empfehlung für die zentrale Form aus. Ein Grund dafür ist, dass sowohl Ausbildungs- als auch berufliche Rahmenbedingungen im anglo-amerikanischen Raum, aus dem die Mehrzahl der Studien kommt, nur bedingt auf deutsche Verhältnisse übertragbar sind.

1.4 Einbeziehung der Fachöffentlichkeit

Vorstellung und Diskussion der Ergebnisse dieser ersten Aktualisierung erfolgte im Rahmen des 11. Netzwerk-Workshops des DNQP am 27. Februar 2009 in der Charité Universitätsmedizin Berlin. Zahlreiche Einrichtungen, die den Expertenstandard bereits implementiert haben, so z. B. auch die Kooperationspartner aus der modellhaften Implementierung, konnten ihre Erfahrungen in die Workshop-Diskussionen einbringen. Nach dem Workshop wurde die vorläufige Version des aktualisierten Expertenstandards mit den Kommentierungen und der aktuellen Literaturstudie für einen Zeitraum von sechs Wochen auf der Homepage des DNQP veröffentlicht. Über Pressemitteilungen und einem Hinweis auf der Homepage des DNQP wurde die interessierte Fachöffentlichkeit gebeten, zu dem im Internet eingestellten Expertenstandard Stellung zu nehmen. Das Interesse der Fachöffentlichkeit am Fachdiskurs war groß, der Expertenstandard-Entwurf wurde mehr als 2.300-mal aufgerufen und die aktuelle Literaturstudie insgesamt rund 650-mal eingesehen. Insgesamt sind aber nur elf schriftliche Rückmeldungen eingegangen. In nahezu allen Rückmeldungen wurde zum Ausdruck gebracht, dass sich der Expertenstandard in der Praxis sehr gut bewährt hat. Nach Auswertung der Stellungnahmen durch das wissenschaftliche Team des DNQP und die Expertenarbeitsgruppe sind die dort enthaltenen Anmerkungen und Ergänzungsvorschläge überwiegend in die Kommentierungen der aktualisierten Fassung des Expertenstandards eingeflossen.

Auf einige Themen, die in den Stellungnahmen häufig angesprochen wurden, wird im Folgenden genauer eingegangen:

Der Wunsch, die Expertenarbeitsgruppe möge konkrete Instrumente für das initiale Assessment bzw. Einschätzungskriterien für ein Basis-Assessment nennen. In den Kommentierungen zu Kriterienebene 1 betont die Expertenarbeitsgruppe, dass es derzeit noch keine allgemein gültigen Assessment-Instrumente gibt, die empfohlen werden können. In der Literaturstudie wird ein in der Erprobung befindliches Instrument, das „Ergebnisorientierte Pflegeassessment (ePA)", aufgenommen, das möglicherweise in naher Zukunft zur Verfügung steht (s. S. 83). Die von der Expertenarbeitsgruppe empfohlenen evidenzbasierten Kriterien in der Kommentierung zur 1. Standardebene (s. S. 28ff) eignen sich als Anhaltspunkte für eine individuelle Risikoeinschätzung im Rahmen der Pflegeanamnese.

Die gemäß Pflege-Weiterentwicklungsgesetz SGB XI neu einzurichtenden Pflegestützpunkte als mögliche Kooperationspartner im Rahmen des Entlassungsmanagements. Ein entsprechender Hinweis auf § 7a SGB XI wurde in der Kommentierung zu Strukturkriterium 2 aufgenommen, in der es um das Planungs- und Steuerungswissen der Pflegefachkraft geht, sowie zu Ergebniskriterium 3, in dem es u.a. um Beratungs- und Schulungsangebote für Patienten geht.

Die frühzeitig zu veranlassende Begutachtung durch den Medizinischen Dienst der Kranken-versicherung (MDK). Der Hinweis war auf eine Präzisisierung der Kommentierung gerichtet. Es sollte hervorgehoben werden, dass es sich dabei nur um eine vorläufige Begutachtung handelt. In der Kommentierung zu Strukturkriterium 2 wird nun § 18 (3) SGB XI zitiert, in dem festgelegt ist, dass ein Patient im Krankenhaus spätestens innerhalb einer Woche nach Ein-gang eines Antrags bei der zuständigen Pflegekasse vom MDK begutachtet werden muss und der MDK im Rahmen seiner Begutachtung lediglich feststellt, ob Pflegebedürftigkeit im Sinne von §§ 14 und 15 vorliegt und eine entsprechende Empfehlung an die Pflegekasse abgibt.

Die Evaluation innerhalb von 48 Stunden nach der Entlassung. Da Krankenhäuser teilweise Probleme mit der Umsetzung haben wurden folgende Vorschläge gemacht: a) die Evaluationen auf Patienten mit besonders großem Risiko poststationärer Versorgungsprobleme zu begren-zen und b) die Initiative der Rückmeldung den entlassenen Patienten bzw. der aufnehmenden Einrichtung zu übertragen und bei der Entlassung ein Rückmelde-Fax auszuhändigen. Die Expertenarbeitsgruppe hat beschlossen, das Prozesskriterium 6 nicht zu verändern, weil sich diese Form der Evaluation sehr gut bewährt hat. Unter anderem haben dies die Ergebnisse aus der wissenschaftlich begleiteten modellhaften Implementierung des Expertenstandards (Moers und Schiemann 2004, S. 135f) gezeigt. Daraus geht u.a. hervor, dass die direkte tele-fonische Kontaktaufnahme insbesondere bei Patienten sehr gute Resonanz gefunden hat.

1.5   Veröffentlichung der aktualisierten Fassung

Für eine erneute modellhafte Implementierung, wie sie 2003 regelhaft durchgeführt wurde, sieht das DNQP angesichts der grundsätzlichen Bestätigung des ursprünglichen Experten-standards keine Notwendigkeit. Jedoch werden die Kapitel zur modellhaften Implementie-rung aus der Buchveröffentlichung zum Expertenstandard Entlassungsmanagement (2004) nicht in die aktualisierte Fassung mit aufgenommen um das Missverständnis, es handele sich um aktuelle Implementierungsergebnisse, auszuschließen. Das Audit-Instrument sowie der Bericht zur Standardimplementierung können aber auf der Homepage des DNQP (www.dnqp. de) heruntergeladen werden. Die Literaturstudie aus dem Jahr 2004 kann zu Studienzwecken beim DNQP angefragt werden.

Die vorliegende Veröffentlichung zum Expertenstandard Entlassungsmanagement in der Pflege - 1. Aktualisierung 2009 enthält demnach ausschließlich den aktualisierten Experten-standard mit Präambel und Kommentierung sowie die neue Literaturstudie.

Literatur:

Deutsches Netzwerk für Qualitätsentwicklung in der Pflege (Hrsg.) (2004): Expertenstandard Entlassungsmanagement in der Pflege. Entwicklung - Konsentierung - Implementierung. Osnabrück: DNQP

Deutsches Netzwerk für Qualitätsentwicklung in der Pflege (Hrsg.) (2007): Methodisches Vorgehen zur Entwicklung und Einführung von Expertenstandards in der Pflege. [URL: http://www.dnqp.de/MethodischesVorgehen.pdf]

Moers, Martin und Schiemann, Doris (2004): Die Implementierung des Expertenstandards Entlassungsmanagement in der Pflege. In: DNQP (Hrsg.): Expertenstandard Entlassungsmanagement in der Pflege. Entwicklung - Konsentierung - Implementierung. Osnabrück: DNQP, S. 116-144

2 Der Expertenstandard Entlassungsmanagement in der Pflege - 1. Aktualisierung 2009

Gabriele Breloer-Simon, Bärbel Dangel, Christine Drauschke, Hedwig François-Kettner, Jürgen Haake, Ulrike Höhmann, Dieter Liedtke, Angelika Pohl, Doris Schaeffer, Dirk Schmidt, Claudia Schröer-Mollenschott, Barbara Widmann

2.1 Expertenarbeitsgruppe „Entlassungsmanagement" - 1. Aktualisierung 2009

Wissenschaftliche Leitung:	Ulrike Höhmann, Darmstadt
Moderation:	Hedwig François-Kettner, Berlin
Wissenschaftliche Mitarbeit/Literaturstudie:	Klaus Wingenfeld, Bielefeld
	Kerstin Bockhorst, Göttingen
	Sandra Jansen, Bielefeld

Gabriele Breloer-Simon

Krankenschwester, Pflegedienstleitung des ambulanten Pflegedienstes Biloba Berlin, Dozentin. Praktikumsaufenthalt in den USA zum Thema „Pflegeüberleitung und Entlassungsmanagement", Mitwirkung in verschiedenen Qualitätszirkeln zum Thema „Überleitung aus ambulanter Sicht und neue Formen der Zusammenarbeit".

Bärbel Dangel

Professorin für Pflegewissenschaft an der Evangelischen Hochschule für Soziale Arbeit Dresden (FH), Dipl.-Pflegewirtin (FH), Krankenschwester. Entwicklung, Spezifizierung und Weiterentwicklung eines Instruments zur pflegerischen Überleitung und wissenschaftliche Begleitung der Anwendung des Instrumentes, Vorträge, Fortbildungsseminare und Veröffentlichungen zum Thema.

Christine Drauschke

Dipl.-Pflegepädagogin (FH), Krankenschwester, Praxisreferentin für den Studiengang Pflege an der Fachhochschule Frankfurt. Von 2004-2008 Mitarbeiterin bei PiA – Pflege im Anschluss®: Pflegeüberleitungsstelle der kirchlichen Sozial- und Diakoniestationen der Landkreise Emmendingen und Breisgau-Hochschwarzwald und der Stadt Freiburg; Bildung des regionalen PflegeVerbunds mit dem Universitätsklinikum Freiburg und Kooperationen mit den kirchlichen Krankenhäusern in Freiburg, Mitglied der Arbeitsgruppe Pflegeüberleitung des DBfK Südwest e.V.

Hedwig François-Kettner

Pflegedirektorin an der Charité Universitätsmedizin Berlin, Campus Benjamin Franklin. Leitung und Moderation der Arbeitsgruppe „Standard Überleitung" im Auftrag der Arbeitsgemeinschaft der Leitenden Pflegepersonen (ALK) Berlin, Moderatorin bei der Entwicklung des Expertenstandards Entlassungsmanagement.

Jürgen Haake

Gesundheits- und Krankenpfleger, seit 10 Jahren in der Pflege-Überleitung/Entlassungsmanagement im Gemeinschaftskrankenhaus Herdecke tätig. Leiter der Weiterbildung für Pflege-Überleitung beim „Bildungsinstitut Fachbereiche Gesundheitswesen" (B.F.G.) in Siegen und einer der beiden Sprecher der „Arbeitsgemeinschaft für Pflege-Überleitung in Nordrhein-Westfalen" (AG PÜ NRW). Zur Zeit berufsbegleitende Weiterbildung zum Case-Manager an der Universität Bielefeld.

Ulrike Höhmann

Professorin Dr. rer. medic. für Pflegewissenschaft an der Evangelischen Fachhochschule Darmstadt, MA, Krankenschwester. Veröffentlichungen, Projekte und Vorträge zum Thema.

Dieter Liedtke

Krankenpfleger, Zentrales Pflege- und Betreuungsmanagement der „Vivantes Netzwerk für Gesundheit GmbH" in Berlin. Unter anderem Leiter des Projektes „Betreute Überleitung", durchgeführt vom Deutschen Berufsverband für Pflegeberufe.

Angelika Pohl

Krankenschwester, Referentin Qualitätsmanagement und Pflege im Bereich Medizin und Qualitätsmanagement der Sana Klinken AG München. Verantwortlich für die Umsetzung von Expertenstandards in der Sana AG.

Doris Schaeffer

Professorin Dr. phil. für Gesundheitswissenschaften an der Universität Bielefeld, Leiterin der AG6 Versorgungsforschung/Pflegewissenschaft und des Instituts für Pflegewissenschaft an der Universität Bielefeld, Dipl.-Pflegepädagogin. Veröffentlichungen, Vorträge und Projekte zum Thema.

Dirk Schmidt

Dipl.-Pflegewirt (FH), Krankenpfleger, Pflegedirektor am Krankenhaus Hetzelstift/Neustadt a. W. Lehrbeauftragter der Kath. Fachhochschule Mainz, Diplomarbeit zum Thema.

Claudia Schröer-Mollenschott

Dipl.-Pflegewirtin (FH), Krankenschwester. Assistentin des Vorstands im Diakonischen Werk im Kirchenkreis Vlotho e.V., Leitung des Projekts zur „Kompetenzförderung von pflegenden Angehörigen und Patienten in der nachstationären Versorgungssituation" am Klinikum Osnabrück.

Barbara Widmann

Gesundheits- und Krankenpflegerin, Lehrerin für Pflegeberufe, Casemanagerin (DGCC). Mitarbeit am Projekt „Koordinierte Entlassung am Krankenhaus München Neuperlach" sowie am Projekt „Pflegebudget" der Fachhochschule Freiburg, Pflegeüberleitung Abteilung Entlassungsmanagement am Städtischen Klinikum München GmbH, Klinikum Neuperlach.

Klaus Wingenfeld

Dr. PH, MA, wissenschaftlicher Geschäftsführer des Instituts für Pflegewissenschaft an der Universität Bielefeld. Zahlreiche Veröffentlichungen zum Thema.

2.2   Präambel zum Expertenstandard

Versorgungsbrüche manifestieren sich besonders beim Übergang vom stationären in den nachstationären Bereich. Sie führen zu unnötiger Belastung der Betroffenen und ihrer Angehörigen, aber auch durch die damit oftmals verbundenen „Drehtüreffekte" zur Verschwendung knapper Ressourcen im Gesundheitswesen. Deshalb richtet sich der vorliegende Expertenstandard primär an Pflegefachkräfte[1] in stationären Gesundheitseinrichtungen, das heißt Krankenhäuser, Fach- und Rehabilitationskliniken. Eine Ausdehnung auf stationäre Altenpflegeeinrichtungen und ambulante Pflegedienste hätte zur Folge gehabt, dass wegen der unterschiedlichen Zielsetzungen und Voraussetzungen die Standardaussagen zu allgemein ausgefallen wären. Der im Standard gewählte Patientenbegriff trägt dem Rechnung und bezieht sich auf Personen mit einem poststationären Pflege- und Versorgungsbedarf. In der Mehrzahl handelt es sich dabei um ältere Menschen sowie „multimorbide" Patienten[2] mit meist chronischen Krankheiten.

Die Angehörigen – gemeint sind die primären Bezugspersonen der Patienten, also auch solche, die nicht im gesetzlichen Sinne Verwandte sind – wurden ausdrücklich in die Standardformulierung aufgenommen. Damit wird zum einen ihrer Schlüsselrolle bei der Entlassung Rechnung getragen und zum anderen die selbstverantwortliche Rolle von Patienten und Angehörigen aufgezeigt. Voraussetzung für die Beteiligung der Angehörigen an der Entlassungsplanung ist selbstverständlich das dokumentierte Einverständnis der Patienten.

Der vorliegende Expertenstandard konzentriert sich auf die Entlassung aus der Klinik als die Situation, die am häufigsten Versorgungsbrüche erzeugt. Sein Ziel ist, systematisch aus pflegerischer Perspektive dem Entstehen von Versorgungsbrüchen bei der Patientenentlassung durch eine gezielte Vorbereitung von Patienten und Angehörigen sowie durch einen besseren Informationsaustausch zwischen den am Entlassungsprozess Beteiligten entgegenzuwirken. Dies erfordert beim Assessment und den folgenden Interventionen, den Blick auf die Lebenserfordernisse der Patienten im nachstationären Setting zu richten. Allerdings sind vor dem Hintergrund des fragmentierten Versorgungssystems dringend weitere einrichtungsübergreifende Regelungen zu treffen, um die Kooperation zwischen den verschiedenen Gesundheitseinrichtungen und Gesundheitsberufen zu fördern, insbesondere bei Patienten mit komplexem Versorgungsbedarf.

---

[1]   Im Standard werden unter dem Begriff „Pflegefachkraft" die Mitglieder der verschiedenen Pflegeberufe (Altenpflegerinnen, Gesundheits- und Krankenpflegerinnen, Gesundheits- und Kinderkrankenpflegerinnen) angesprochen. Darüber hinaus werden auch diejenigen Fachkräfte im Pflegedienst angesprochen, die über eine Hochschulqualifikation in einem pflegebezogenen Studiengang verfügen.

[2]   Zur sprachlichen Vereinfachung und damit zur verbesserten Lesbarkeit wird im Text lediglich eine Geschlechtsform verwendet. Das jeweils andere Geschlecht ist ausdrücklich mit gemeint.

Der Expertenstandard basiert auf einer umfangreichen Literaturstudie, der Expertise der Mitglieder der Expertenarbeitsgruppe und der methodischen Expertise des wissenschaftlichen Teams des DNQP. Schwerpunkte der Literaturanalyse waren vor allem die Suche nach inhaltlichen Aussagen in randomisierten Kontrollstudien mit hohem Evidenzgrad (vgl. Literaturstudie und Glossar). Diese existieren vorwiegend im anglo-amerikanischen Raum und beziehen sich hauptsächlich auf Einzelaspekte der Entlassung, auf bestimmte Patientengruppen und auf das Qualifikationsniveau des Pflegepersonals. Die in Deutschland durchgeführten Untersuchungen konnten partiell berücksichtigt werden. Es handelt sich in der Regel um Evaluations- oder Begleitstudien.

Grundsätzlich lässt sich der Expertenstandard in allen oben genannten stationären Gesundheitseinrichtungen anwenden. Er setzt jedoch voraus, dass von jeder Einrichtung, je nach Schwerpunktauftrag und behandelter Patientengruppe, organisationsbezogene Ausgestaltungs- und Verfahrensvereinbarungen getroffen werden. Diese beziehen sich vor allem auf die Zuständigkeitsbereiche der jeweiligen Berufsgruppen für einzelne Aufgabenfelder und die Auswahl geeigneter Assessment-Instrumente (z. B. in Anlehnung an die bereits bestehenden Expertenstandards) sowie auf angemessene Formen der Dokumentation und Informationsübermittlung zwischen den beteiligten Einrichtungen und Berufsgruppen. Im Rahmen der Informationsweitergabe sind die übermittelten Daten auf ihre professionelle Handlungsrelevanz vor dem Hintergrund des Schutzes von persönlichen Daten zu überprüfen.

Der Expertenstandard regelt nicht das organisatorische Vorgehen des Entlassungsmanagements innerhalb der jeweiligen Einrichtungen (Absprachen in direkter Form zwischen allen Beteiligten oder Einsatz einer koordinierenden Vermittlungsinstanz). Er stellt vielmehr in Rechnung, dass viele Einrichtungen bereits über Ansätze einer systematischen Patientenentlassung verfügen, die sich mit Hilfe des Expertenstandards optimieren lassen. Gleichwohl empfiehlt der Standard mit Bezug auf internationale Studien, dass im Entlassungsprozess die Pflegefachkraft aufgrund ihrer Nähe zu Patienten und Angehörigen die entscheidende Koordinationsfunktion einnimmt. Das heißt jedoch nicht, dass sie alle Schritte des Entlassungsmanagements selbst durchführt. Die vorliegende Literaturstudie zeigt, dass die Wirksamkeit eines zentral organisierten Entlassungsmanagements mit dafür spezialisierten Pflegeexperten besser belegt ist, als ein Entlassungsmanagement durch Bezugspflegekräfte. Ein gelungenes Entlassungsmanagement kann nur in multidisziplinärer Zusammenarbeit erreicht werden, in der auch die anderen Berufe, wie Medizin, Sozialarbeit, Physiotherapie, Ergotherapie, Logopädie oder Psychologie ihren Anteil spezifisch wahrnehmen.

Zur Implementierung des Standards bedarf es der gemeinsamen Anstrengung der leitenden Managementebene (Pflegemanagement und Betriebsleitung) und der Pflegefachkräfte sowie der Kooperationsbereitschaft der beteiligten Berufsgruppen. Die Managementebene trägt die Verantwortung für die Bereitstellung der erforderlichen Ressourcen (Besprechungszeit, berufliche Qualifikation, Medien zur Dokumentation und Informationsweitergabe), der Festlegung der hausinternen Verfahrensgrundsätze und der Schaffung eines geeigneten Kooperations-klimas im Haus. Die Pflegefachkräfte tragen die Verantwortung für den Wissens- und Kom-petenzerwerb zur Umsetzung des Standards. Hier sind besonders Fortbildungsbedarfe der Pflegefachkräfte in den Bereichen Assessment, Evaluation, Schulung und Beratung zu erwäh-nen. Abschließend ist hervorzuheben, dass eine Vermeidung von Versorgungsbrüchen nur im Rahmen einer erfolgreichen Zusammenarbeit aller Beteiligten zu erreichen ist.

24

Deutsches Netzwerk für Qualitätsentwicklung in der Pflege

2.3 Expertenstandard Entlassungsmanagement in der Pflege - 1. Aktualisierung 2009

Stand: Februar 2009

Zielsetzung: Jeder Patient mit einem erhöhten Risiko poststationärer Versorgungsprobleme und einem daraus resultierenden weiter andauernden Pflege- und Unterstützungsbedarf erhält ein individuelles Entlassungsmanagement zur Sicherung einer kontinuierlichen bedarfsgerechten Versorgung.

Begründung: Die Entlassung aus einer Klinik birgt das Risiko von Versorgungsbrüchen, die zu unnötiger Belastung von Patienten und ihren Angehörigen sowie zu hohen Folgekosten führen können. Mit einem frühzeitigen, systematischen Assessment sowie Beratungs-, Schulungs- und Koordinationsleistungen und deren abschließender Evaluation trägt die Pflegefachkraft dazu bei, eine bedarfsgerechte poststationäre Versorgung sicherzustellen und den Patienten bei der Bewältigung seiner veränderten Lebenssituation zu unterstützen.

Struktur	Prozess	Ergebnis
Die Einrichtung **S1a** - verfügt über eine schriftliche Verfahrensregelung für ein multidisziplinäres Entlassungsmanagement. Sie stellt sicher, dass die erforderlichen organisatorischen (z. B. Zeitressourcen, Festlegung der Arbeitsteilung, Schulungsräume), personellen (z. B. Pflegefachkräfte mit hinreichender Qualifikation) und fachlichen Rahmenbedingungen (z. B. Einschätzungskriterien, -instrumente) gewährleistet sind. **Die Pflegefachkraft** **S1b** - beherrscht die Auswahl und Anwendung von Instrumenten zur Einschätzung der Risiken und des erwartbaren Versorgungs- und Unterstützungsbedarfs nach der Entlassung.	**Die Pflegefachkraft** **P1** - führt mit allen Patienten und wenn möglich mit deren Angehörigen innerhalb von 24 Stunden nach der Aufnahme eine erste kriteriengeleitete Einschätzung der erwartbaren poststationären Versorgungsrisiken und des Unterstützungsbedarfs durch. Diese Einschätzung wird bei Veränderung des Krankheits- und Versorgungsverlaufs aktualisiert. - führt bei identifiziertem poststationärem Versorgungsrisiko bzw. Unterstützungsbedarf ein differenziertes Assessment mit dem Patienten und seinen Angehörigen mittels geeigneter Kriterien durch bzw. veranlasst dieses.	**E1** Eine aktuelle, systematische Einschätzung der erwartbaren poststationären Versorgungsrisiken sowie des Unterstützungsbedarfs liegt vor.
S2 - verfügt über Planungs- und Steuerungskompetenz zur Durchführung des Entlassungsmanagements.	**P2** - entwickelt in Abstimmung mit dem Patienten und seinen Angehörigen sowie den beteiligten Berufsgruppen unmittelbar im Anschluss an das differenzierte Assessment eine individuelle Entlassungsplanung.	**E2** Eine individuelle Entlassungsplanung liegt vor, aus der die Handlungserfordernisse zur Sicherstellung einer bedarfsgerechten poststationären Versorgung hervorgehen.
S3 - verfügt über die Kompetenz, den Patienten und seine Angehörigen sowohl über poststationäre Versorgungsrisiken als auch über erwartbare Versorgungs- und Pflegeerfordernisse zu informieren, zu beraten und entsprechende Schulungen anzubieten bzw. zu veranlassen sowie die Koordination der weiteren daran beteiligten Berufsgruppen vorzunehmen.	**P3** - gewährleistet für den Patienten und seine Angehörigen eine bedarfsgerechte Information, Beratung und Schulung.	**E3** Dem Patienten und seinen Angehörigen sind bedarfsgerechte Information, Beratung und Schulung angeboten worden, um Versorgungsrisiken erkennen und veränderte Versorgungs- und Pflegeerfordernisse bewältigen zu können.
S4 - ist zur Koordination des Entlassungsprozesses befähigt und autorisiert.	**P4** - stimmt in Kooperation mit dem Patienten und seinen Angehörigen sowie den intern und extern beteiligten Berufsgruppen und Einrichtungen frühzeitig den voraussichtlichen Entlassungstermin sowie die erforderlichen Maßnahmen ab. - bietet den Mitarbeitern der weiterversorgenden Einrichtung eine Pflegeübergabe unter Einbeziehung des Patienten und seiner Angehörigen an.	**E4** Mit dem Patienten und seinen Angehörigen sowie den weiterversorgenden Berufsgruppen und Einrichtungen ist der Entlassungstermin abgestimmt sowie der erwartbare Unterstützungs- und Versorgungsbedarf geklärt.
S5 - verfügt über die Fähigkeit zu beurteilen, ob die Entlassungsplanung dem individuellen Bedarf des Patienten und seiner Angehörigen entspricht.	**P5** - führt mit dem Patienten und seinen Angehörigen spätestens 24 Stunden vor der Entlassung eine abschließende Überprüfung der Entlassungsplanung durch. Bei Bedarf werden Modifikationen eingeleitet.	**E5** Die Entlassung des Patienten ist bedarfsgerecht vorbereitet.
S6 - ist befähigt und autorisiert, eine abschließende Evaluation der Entlassung durchzuführen.	**P6** - nimmt innerhalb von 48 Stunden nach der Entlassung Kontakt mit dem Patienten und seinen Angehörigen oder der weiterversorgenden Einrichtung auf und vergewissert sich, ob die Entlassungsplanung angemessen war und umgesetzt werden konnte.	**E6** Der Patient und seine Angehörigen haben die geplanten Versorgungsleistungen und eine bedarfsgerechte Unterstützung zur Bewältigung der Entlassungssituation erhalten.

2.4   Kommentierung der Standardkriterien

S1a Die Einrichtung verfügt über eine schriftliche Verfahrensregelung für ein multidisziplinäres Entlassungsmanagement. Sie stellt sicher, dass die erforderlichen organisatorischen (z. B. Zeitressourcen, Festlegung der Arbeitsteilung, Schulungsräume), personellen (z. B. Pflegefachkräfte mit hinreichender Qualifikation) und fachlichen Rahmenbedingungen (z. B. Einschätzungskriterien, -instrumente) gewährleistet sind.

Die schriftliche Verfahrensregelung soll die notwendigen Rahmenbedingungen der Aufgabenbereiche und Vorgehensweisen in einem multidisziplinären Entlassungsprozess präzisieren sowie die zentrale Koordinationsfunktion der Pflege regeln. Die Verfahrensregelung muss mindestens Aussagen zu fachlich-inhaltlichen, organisatorischen, qualifikatorischen und personellen Gegebenheiten treffen und folgende Aspekte beinhalten:

- ein Organigramm, mit dem die Autorisierung der Pflegefachkraft zur Koordination sowie die Kooperationen und Zuständigkeiten der einzelnen Berufe geklärt werden;
- Benennung der Verantwortlichen für das Entlassungsmanagement. Dies können Bezugspflegefachkräfte oder spezialisierte Stellen sein;
- Aussagen zur Qualifikation der mit dem Entlassungsmanagement beauftragten Pflegefachkräfte, mit denen sichergestellt wird, dass die im Standard angesprochenen Aufgaben hinreichend qualifiziert ausgeführt werden können;
- einen Ablaufplan für das Entlassungsmanagement;
- Einschätzungskriterien, auf deren Grundlage poststationäre Versorgungsbrüche und -risiken identifiziert werden können;
- zielgruppenspezifisch zu nutzende Assessmentinstrumente, die zur Einschätzung des spezifischen nachstationären Versorgungs- /Pflegebedarfs dienen;
- die Vorgehensweise bei der Einschätzung bzw. Identifizierung von Patienten mit poststationärem Unterstützungsbedarf;
- eine Aussage zur generellen Einbeziehung von Angehörigen unter Wahrung der Patientenautonomie;
- Vorgaben zur Dokumentation des Entlassungsmanagements;
- Konkretisierung der Einflussnahme der Pflegefachkraft auf den Entlassungstermin;
- Umgang mit prästationären Schulungen im Rahmen elektiver Klinikaufenthalte.

Ein systematisches, auf Fragen des Patientenübergangs zugeschnittenes Assessment gilt in der Literatur als unverzichtbare Basis eines wirkungsvollen Entlassungsmanagements. Das Assessment soll auf die jeweilige Patientengruppe einer Klinik zugeschnitten sein und die Versorgungsrisiken, den Unterstützungsbedarf der Patienten und gegebenenfalls der Angehörigen umfassend anhand festgelegter Kriterien ermitteln. Hierfür müssen definierte Einschätzungskriterien, die einrichtungs- bzw. fachspezifisch oder betroffenenspezifisch sein können, vorliegen. Die Evaluation dient der Überprüfung der Entlassungsplanung und der Dokumentation der Ergebnisse. Eine systematische Auswertung der Ergebnisse gibt Hinweise auf mögliche Nachbesserungs- und Weiterentwicklungspotenziale der entlassenden Einrichtung sowie auf eventuell nicht von der entlassenden Einrichtung zu beeinflussende Strukturdefizite der Versorgung. Die Einrichtungen sind damit aufgefordert, die für ihre Zielgruppen spezifischen Instrumente und Kriterien auszuwählen bzw. festzulegen und den für das Entlassungsmanagement zuständigen Pflegefachkräften an die Hand zu geben.

Die aktuelle Literaturstudie weist darauf hin, dass die Wirksamkeit eines Entlassungsmanagements durch gesonderte, spezialisierte Stellen mit in der Regel akademisch qualifizierten Pflegefachkräften besser nachgewiesen ist. Zum Entlassungsmanagement durch Pflegefachkräfte der Stationen liegt keine vergleichbare Evidenz der Wirksamkeit vor. Ausgehend von den vorliegenden Forschungsergebnissen empfiehlt die Expertengruppe vor allem in großen Kliniken den Auf- und Ausbau gesonderter, spezialisierter Stellen für das pflegerische Entlassungsmanagement. Das Entlassungsmanagement durch Bezugspflegefachkräfte der Stationen ist jedoch, sofern es allen Anforderungen des Standards gerecht wird, dadurch nicht ausgeschlossen. Aus der Verfahrensregel müssen Aufgabenteilung, Formen der Zusammenarbeit zwischen den beteiligten Berufsgruppen und Verantwortlichkeiten – so z. B. auch zwischen der Bezugspflegenden und der Pflegefachkraft aus dem zentralen Entlassungsmanagement – deutlich hervorgehen. Ein wirkungsvolles Entlassungsmanagement kann jedoch nur in multidisziplinärer Zusammenarbeit erreicht werden, in der auch die anderen Berufe, wie Medizin, Sozialarbeit, Physiotherapie, Ergotherapie, Logopädie und Psychologie ihre jeweilige Verantwortung spezifisch wahrnehmen. Die Expertengruppe rät davon ab, die Vermittlungsaufgaben ausschließlich klinikexternen Dienstleistern zu überlassen, um hier nicht wieder neue Schnittstellen mit eigenen Zielsetzungen und Arbeitslogiken zu schaffen.

S1b   Die Pflegefachkraft beherrscht die Auswahl und Anwendung von Instrumenten zur Einschätzung der Risiken und des erwartbaren Versorgungs- und Unterstützungsbedarfs nach der Entlassung.

Im Vordergrund steht bei dieser Aussage das Wissen der Pflegefachkräfte über den Einsatz und die Anwendung geeigneter Erfassungs- bzw. Einschätzungsinstrumente zur Identifizierung von Patienten, die ein erhöhtes Risiko in der poststationären Versorgung aufweisen aber auch Wissen zur Ermittlung des individuellen Versorgungs- und Unterstützungsbedarfs. Der Begriff Versorgungsbedarf fokussiert die notwendige Unterstützung durch unterschiedliche Professionen zur Wiederherstellung von Fähigkeiten, der Kompensation oder Bewältigung von Beeinträchtigungen bzw. der Vermeidung von Risiken. Der Begrifff Unterstützungsbedarf setzt hingegen an der Patientenperspektive, der individuellen Lebenssituation, den individuellen Ressourcen sowie dem sozialen Umfeld an, um krankheitsbedingte Selbstpflege- und Versorgungsdefizite ausgleichen zu können. Die internationale Literatur zum Thema zeigt, dass

Entlassungsmanagement umfangreiche Kenntnisse und Kompetenzen erfordert und dafür zuständige Pflegefachkräfte einer zusätzlichen Qualifizierung bedürfen. Durchgesetzt haben sich daher vermehrt Modelle, bei denen das initiale Assessment in der Regel durch die Pflegefachkräfte der Stationen durchgeführt wird und spezialisierte Pflegefachkräfte die differenzierte Einschätzung für das Entlassungsmanagement übernehmen. In enger Kooperation mit den Pflegefachkräften auf den Stationen werden dann die einzelnen Aufgaben abgestimmt.

Das erforderliche Wissen der für die Einschätzung zuständigen Pflegefachkräfte bezieht sich sowohl auf die Auswahl und Anwendung eines allgemeinen Risikoscreenings als auch auch auf die Auswahl und Anwendung grundlegender differenzierter Assessments. Da sich aufgrund der Literaturanalyse und der Experteneinschätzung weder Empfehlungen für konkrete standardisierte Instrumente für ein Risikoscreening und eine erste allgemeine Abschätzung des poststationären Versorgungsbedarfs, noch für ein umfassendes differenziertes Assessment aussprechen lassen, empfiehlt die Expertenarbeitsgruppe eine Erhebung anhand von empirisch belegten und konzeptionell begründeten Kriterien. Für Teilbereiche des differenzierten Assessments können je nach physischem, psychischem oder sozialem Problembereich unter Umständen standardisierte Instrumente eingesetzt werden (s. Kommentar zu P1).

Die Expertenarbeitsgruppe empfiehlt für die konzeptionelle Ausrichtung der Entlassungsplanung eine Anlehnung an die Forschungsarbeiten von Corbin und Strauss (2004), die sich zwar auf die Bewältigung chronischer Krankheit beziehen, jedoch nach Einschätzung der Expertenarbeitsgruppe auf die Entlassungssituation übertragbar sind. Benannt werden dort zentrale Lebensbereiche, in denen Betroffene u. a. bei gesundheitlichen Einschränkungen und Veränderungen Anpassungs- und Bewältigungsarbeiten leisten müssen. Diese verweisen auf grundlegende potentielle Risikobereiche, die Aufmerksamkeit bei der systematischen Abschätzung poststationärer Unterstützungs- und Versorgungserfordernisse in einer Übergangssituation wie der Entlassung erfordern. Die fünf Risikobereiche nach Corbin und Strauss sind:

- mögliche krankheits- und pflegebezogene Versorgungs- oder Unterstützungserfordernisse
- mögliche alltagsbezogene Versorgungs- oder Unterstützungserfordernisse
- mögliche psychosoziale und biografisch bedingte Unterstützungserfordernisse der Patienten und Angehörigen
- möglicher Unterstützungsbedarf hinsichtlich erwartbarer Selbstmanagement-Erfordernisse
- möglicher Unterstützungsbedarf bei der Auswahl und Koordination verschiedener erforderlicher Hilfeleistungen und Hilfsmittel

Die Expertengruppe weist darauf hin, dass die einzelnen Bereiche nicht isoliert, sondern in ihrem Zusammenspiel und ihrer Bedeutung für die poststationäre Lebenssituation erfasst und bewertet werden. Daraus können sich Hinweise auf erhöhte Risiken oder auf mobilisierbare Ressourcen ergeben.

P1   Die Pflegefachkraft

- **führt mit allen Patienten und wenn möglich ihren Angehörigen innerhalb von 24 Stunden nach der Aufnahme eine erste kriteriengeleitete Einschätzung der erwartbaren poststationären Versorgungsrisiken und des Unterstützungsbedarfs durch. Diese Einschätzung wird bei Veränderung des Krankheits- und Versorgungsverlaufs aktualisiert.**

- **führt bei identifiziertem poststationärem Versorgungsrisiko bzw. Unterstützungsbedarf ein differenziertes Assessment mit dem Patienten und seinen Angehörigen mittels geeigneter Instrumente durch bzw. veranlasst dieses.**

Dieses Standard-Kriterium beschreibt das stufenweise Vorgehen im Rahmen des initialen und differenzierten Assessments. Die erste kriteriengeleitete Einschätzung (initiales Assessment) zielt auf die Identifikation jener Patienten ab, die ein erhöhtes Risiko für nachstationäre Versorgungsprobleme aufweisen und daher eines geregelten Entlassungsmanagements bedürfen und gibt erste Hinweise auf die Art des Unterstützungsbedarfs. Die Expertenarbeitsgruppe empfiehlt eine Erhebung anhand festgelegter Kriterien im Rahmen eines Aufnahmemanagements. Die dabei grundsätzlich identifizierten Risiken (wie z. B. fehlende Haushaltsunterstützung, Sturzrisiko, schwieriges Medikamentenregime, Informationsdefizite, Koordinationsprobleme mit verschiedenen Unterstützungsleistungen) werden in einem zweiten Schritt, dem differenzierten Assessment, genauer untersucht und finden Eingang in eine entsprechende Entlassungsvorbereitung und Bedarfsstellung.

Im Vordergrund stehen jene Versorgungsrisiken und Unterstützungsbedarfe, die von Patienten, Angehörigen oder weiterversorgenden Einrichtungen im Anschluss an den Krankenhausaufenthalt bewältigt werden müssen, um Drehtüreffekte und unnötige Leidbelastung zu vermeiden. Zunehmend geraten dabei auch Maßnahmen und Planungen in den Blick, die bereits im Vorfeld elektiver Eingriffe geleistet oder geplant werden können.

Initiales Assessment
Die Experten-Arbeitsgruppe empfiehlt, das initiale Assessment im Rahmen des Aufnahmegespräches durch die für den Patienten zuständige Pflegefachkraft vorzunehmen und mit den Anamnese-Informationen der anderen Berufsgruppen zu koordinieren bzw. abzugleichen. Bei Patienten mit einem ersichtlich hohen poststationären Unterstützungs- und Versorgungsbedarf kann diese erste Einschätzung entfallen und stattdessen sofort ein differenziertes Assessment durchgeführt werden.

In der Literaturstudie werden einige englischsprachige Screening-Instrumente erwähnt (vgl. 3.7.1, S. 77ff), deren Anwendbarkeit jedoch für die jeweilige Zielgruppe und das jeweilige Setting zu prüfen ist. Da keines der Screening-Instrumente für alle Zielgruppen und Settings angewendet werden kann, sieht die Experten-Arbeitsgruppe von einer Empfehlung bestimmter Instrumente ab und verweist auf die Berücksichtigung der unter S1b genannten grundlegenden Risikobereiche. Aus zahlreichen empirischen Studien lassen sich außerdem eine Anzahl von konkreten Einzelkriterien ermitteln, die sich als prognostisch aussagekräftig erwiesen haben und im Rahmen des Aufnahmemanagements erfasst werden sollten. Dazu gehören:

- mehrfache Krankenhausaufenthalte innerhalb des letzten Jahres
- Pflegebedürftigkeit bereits im Vorfeld des Krankenhausaufenthaltes
- kognitive Einbußen, psychische Störungen und/oder Verhaltensauffälligkeiten
- erhebliche Mobilitätseinbußen
- sensorische Defizite
- geringes Geburtsalter mit gesundheitlichen Risiken und Problemen (z. B. Frühgeborene mit weiterhin bestehenden gesundheitlichen Problemen)
- hohes Alter und/oder prästationär geschwächte Gesamtkonstitution des Patienten
- nach der Entlassung voraussichtlich andauernde pflege- und therapiebedingte Anforderungen und Belastungen (auch seitens der Angehörigen)
- schwerwiegende Krankheiten, die hohe körperliche oder psychische Belastungen nach sich ziehen
- fehlende informelle Hilfen bei voraussichtlich andauerndem Unterstützungsbedarf
- prekäre Lebens- und Versorgungsumgebung (z.B. wohnungslose, alte und alleinlebende Patienten)
- Hinweise, dass möglicherweise ein Umzug in ein Heim erforderlich ist
- Patienten mit stark begrenzter Lebenserwartung
- bestehende und sich verändernde Hilfsmittelunterstützung

Auch wenn solche aus dem Ausland stammenden Ansätze entsprechende Entwicklungsarbeiten und Evaluationsforschung in Deutschland nicht ersetzen können, geben sie jedoch wertvolle Anregungen zur Formulierung eigener, geeigneter Instrumente für ein konzeptionell gut begründetes, zielgruppenspezifisches initiales Assessment.

Differenziertes Assessment

Nachdem im ersten Schritt grundsätzliche individuelle poststationäre Versorgungsrisiken ermittelt wurden, sind diese nun im zweiten Schritt anhand des differenzierten Assessments zu präzisieren und in eine konkrete Bedarfsplanung zu überführen. Je nach Organisationsmodell ist für die Durchführung des differenzierten Assessments die Bezugspflegefachkraft oder die hinzugezogene spezialisierte Pflegefachkraft aus dem zentralen Entlassungsmanagement zuständig.

Das differenzierte Assessment identifiziert konkrete Informationen zu den im initialen Assessment ermittelten Problembereichen, fügt diese unter Beachtung der unter S1b genannten fünf großen Risikobereiche zusammen und bewertet diese im Hinblick auf poststationäre Versorgungserfordernisse. Eine Empfehlung konkreter Instrumente kann auch hier nicht erfolgen, da die Palette möglicher individueller Risikosituationen je nach Einrichtungsart und Patienten sehr unterschiedlich sein kann (bspw. fehlende Haushaltsunterstützung, Probleme mit dem Anlegen von Stützstrümpfen oder der Hilfsmittelnutzung generell, Depressionen, dem Vorliegen einer chronischen Wunde oder Koordinationsprobleme von unterschiedlichen Helfern). Bei Bedarf können fachspezifische Assessments zur physischen, psychischen oder sozialen Situation nach den jeweils geltenden Standards einbezogen werden (z. B. spezielle Risiko-Assessments aus den vorliegenden Expertenstandards oder das geriatrische Basis-Assessment). Eine hausinterne Verfahrensregelung sollte den zielgenauen und sinnvoll ausgewählten Einsatz von erforderlichen Assessments regeln.

Der Zeitpunkt für das differenzierte Assessment sollte der individuellen Patientensituation und der Verlaufsentwicklung angepasst werden. Es empfiehlt sich jedoch, ein Assessment so früh wie möglich einzuleiten, um zeitnah Schritte und Maßnahmen planen und koordinieren zu können. In diesem Kontext empfiehlt die Expertenarbeitsgruppe, frühzeitig Kontakt mit den Angehörigen oder der Einrichtung aufzunehmen, die den Patienten vorher versorgt hat (z. B. ambulanter Pflegedienst, stationäre Pflegeeinrichtung), wenn eine Weiterversorgung des Patienten im Anschluss geplant und mit diesem auch abgesprochen ist.

Auch wenn, wie dargelegt, in diesem Standard keine spezifischen Assessments empfohlen werden können, gibt die Literatur (Kap. 3.7.2, S. 85ff) doch Aufschluss über die wesentlichen Bereiche, auf die im Rahmen der Entlassungplanung geachtet werden muss. Orientiert an den Inhalten, die sich in etablierten Instrumenten wiederfinden, sollten im Rahmen des differenzierten Assessments mindestens folgende Aspekte berücksichtigt werden:

- allgemeine und relevante Informationen (zur Person des Patienten, seiner Lebenssituation, seinen Angehörigen, zum Grund des Krankenhausaufenthaltes, zu wichtigen Ansprechpartnern außerhalb des Krankenhauses wie Hausarzt etc.)
- gesundheitliche Situation (Krankheiten und andere gesundheitliche Probleme, gesundheitliche Risiken, Erwartungen von Patient und Angehörigen zum weiteren Krankheits- und Versorgungsverlauf sowie dem Pflegebedarf)
- kognitive Fähigkeiten, Verhaltensauffälligkeiten, emotionaler Status
- Selbständigkeit im Bereich der Lebensaktivitäten
- Merkmale der Wohnsituation (z. B. Barrieren, materielle Ausstattung oder soziales Umfeld)
- verfügbare und benötigte Hilfsmittel
- voraussichtlicher Versorgungsbedarf nach der Krankenhausentlassung (differenzierte Einschätzung)
- aktuelle Versorgungssituation (Unterstützung durch Angehörige oder andere informelle Helfer, durch Pflegedienste und andere Leistungsanbieter)
- finanzielle Situation (einschließlich der Frage von Leistungsansprüchen)

- eventuelle Besonderheiten des Versorgungsbedarfs
- Bedarf an Information, Beratung, Anleitung und Schulung
- Unterstützungsbedarf der Angehörigen
- Informationen zu Therapie- und Medikamentenverordnungen sowie Beurteilung der Compliance

E1   Eine aktuelle, systematische Einschätzung der erwartbaren poststationären Versorgungsrisiken sowie des Unterstützungs- und Versorgungsbedarfs liegt vor.

Durch die systematische Einschätzung ist das Risiko für versorgungsbezogene Probleme und für Versorgungsdefizite bei der Entlassung erkannt und präzisiert. Die Ergebnisse der Erst- und Folgeeinschätzungen sind dokumentiert und einsehbar, um Überschneidungen, Doppelungen und Unterlassungen geplanter Maßnahmen im Entlassungsmanagement zu vermeiden. Sie bieten eine vorläufige Grundlage für die Informationsweitergabe und für eine möglichst frühzeitige Kontaktaufnahme mit nachgeschalteten Einrichtungen. Die Einschätzung durch die Pflegefachkraft, den Patienten und gegebenenfalls seine Angehörigen sollten in ihren Anteilen erkennbar dokumentiert sein.

S2   Die Pflegefachkraft verfügt über Planungs- und Steuerungskompetenz zur Durchführung des Entlassungsmanagements.

Planungs- und Steuerungskompetenz beziehen sich auf die differenzierte Kenntnis von ambulanten und stationären Versorgungsangeboten der Region und Fähigkeiten zur Kontaktaufnahme mit Einrichtungen und Fachexperten oder zur Klärung spezifischer, z. B. sozialrechtlicher oder pflegetherapeutischer Fragen. Ferner ist es Aufgabe der Pflegefachkraft, den Patienten und seine Angehörigen an weitere Ansprechpartner zur Klärung von spezifischen Fragen zu vermitteln (z. B. Sozialdienst im Krankenhaus, pflegerische Fachexperten, Logopädie, Physiotherapie, Koordinationsstellen, Pflegekassen, Selbsthilfegruppen, den Hausarzt oder Anbieter von Hilfsmitteln) sowie auf die Möglichkeit der Pflegeberatung nach § 7a SGB XI hinzuweisen.

P2   Die Pflegefachkraft entwickelt in Abstimmung mit dem Patienten und seinen Angehörigen sowie den beteiligten Berufsgruppen unmittelbar im Anschluss an das differenzierte Assessment eine individuelle Entlassungsplanung.

Die Entlassungsplanung sollte frühestmöglich unter Einbeziehung des Patienten und seiner Angehörigen sowie der beteiligten Berufsgruppen erfolgen. Die jeweiligen Aufgabenanteile der Beteiligten sind zu benennen und gegenüber dem Patienten und seinen Angehörigen transparent zu machen. Inhalte der individuellen Entlassungsplanung richten sich nach den Risiken sowie den Unterstützungs- und Versorgungsbedarfen des Patienten. Es wird empfohlen, gegebenenfalls schon frühzeitig eine Begutachtung durch den Medizinischen Dienst der Krankenversicherung in der Einrichtung zu initiieren (§18 (3) SGB XI). Des Weiteren sollte bereits hier eine gemeinsame Pflegeübergabe mit der nachsorgenden Einrichtung geplant werden, um Wissen über deren Ressourcen und Gegebenheiten in die Planung einfließen zu lassen.

Die Expertenarbeitsgruppe betont im Einklang mit der Literatur, dass im Rahmen einer Entlassungsplanung besonders auch Maßnahmen zur Information, Anleitung, Beratung und Schulung von Patienten und Angehörigen adäquate Berücksichtigung finden sollen, um frühzeitig und längerfristig die Förderung von Selbstmanagmentkompetenzen des Patienten und seiner Angehörigen in den Blick zu nehmen.

E2   Eine individuelle Entlassungsplanung liegt vor, aus der die Handlungserfordernisse zur Sicherstellung einer bedarfsgerechten poststationären Versorgung hervorgehen.

Die angestrebten Maßnahmen und Verantwortlichkeiten aller Beteiligten im Rahmen der Entlassungsplanung liegen in schriftlicher Form vor. Der Patient, seine Angehörigen sowie die beteiligten Berufsgruppen erhalten so eine erste Orientierung zur Planung notwendiger Vorbereitungs- und Veränderungsmaßnahmen (z. B. Beschaffung von Hilfsmitteln, Kontaktaufnahme mit einem ambulantem Pflegedienst oder Schulungsmaßnahmen).

S3   Die Pflegefachkraft verfügt über die Kompetenz, den Patienten und seine Angehörigen sowohl über poststationäre Versorgungsrisiken als auch über erwartbare Versorgungs- und Pflegeeerfordernisse zu informieren, zu beraten und entsprechende Schulungen anzubieten oder zu vermitteln sowie die Koordination der weiteren daran beteiligten Berufsgruppen vorzunehmen.

Diese Aussage hebt die besondere Eignung der Pflegefachkraft für die Durchführung, Vermittlung bzw. die Koordination informierender, beratender und schulender Tätigkeiten hervor, die sich aus der Nähe zum Patienten und seinen Angehörigen sowie dem hohen Anteil an unmittelbaren Patienteninteraktionen ergibt. Die dazu erforderlichen Zeitkorridore und Räumlichkeiten sind ebenso in der Verfahrensregelung festzuhalten, wie die Übertragung der Koordinationsverantwortung an die Bezugspflegefachkraft bzw. die Pflegefachkraft aus dem zentralen Entlassungsmanagement. In der Literaturstudie wird darauf hingewiesen, dass die für das Entlassungsmanagement zuständigen Pflegefachkräfte im englischsprachigen Ausland in der Regel über eine hohe fachliche Qualifikation (Master-Abschluss) verfügen.

Information, Schulung und Beratung beziehen sich nicht allein auf den Patienten, sondern auch auf seine Angehörigen, da letztere vielfach durch die krankheits- und pflegebedingten Lebensveränderungen mitbetroffen sind und unmittelbare Unterstützungs- und Versorgungsaufgaben übernehmen. Schulungen dienen der Vermittlung von Wissen und technischen Fertigkeiten, der Befähigung zu Verhaltensänderungen sowie der Stärkung von Selbstpflege- und Selbstmanagement-Kompetenzen. In diesem Zusammenhang ist auch die Fähigkeit des Patienten und seiner Angehörigen in den Blick zu nehmen, die erforderlichen Hilfeleistungen auszuwählen und zu koordinieren. Beratung beinhaltet neben dem Aspekt der Information insbesondere die individuelle Hilfestellung für den Patienten und seine Angehörigen. Es gilt, den Patienten und seine Angehörigen in die Lage zu versetzen, den eigenen Hilfebedarf zu analysieren und selbst zu situationsangemessenen Lösungen zu gelangen.

Die Expertenarbeitsgruppe weist darauf hin, dass es zunehmend in das Aufgabenfeld der Entlassungsfachkraft gehören kann, bei Patienten, die zu geplanten Aufenthalten in die Klinik kommen, im Vorfeld ihres Aufenthaltes präventiv entsprechende Risikoeinschätzungen durchzuführen und den Klinikaufenthalt sowie die Entlassung vorbereitende Beratungen, Informationen oder Schulungen anzubieten oder zu vermitteln.

P3 Die Pflegefachkraft gewährleistet für den Patienten und seine Angehörigen eine bedarfsgerechte Information, Beratung und Schulung.

Die Pflegefachkraft übernimmt die Information, Beratung und Schulung entweder selbst, oder stellt sicher, dass Mitglieder der eigenen oder anderer Berufsgruppen innerhalb oder außerhalb der Institution diese Aufgaben übernehmen. Bedarfsgerechte Beratung impliziert, dass sowohl der Patient als auch seine Angehörigen ausreichende Informationen hinsichtlich der individuellen Entlassungsplanung und den erwartbar zu bewältigenden Veränderungen ihrer Lebenssituation erhalten (z. B. bezüglich der Unterstützung durch einen ambulanten Pflegedienst).

Schulung bezieht sich auf die Vermittlung von Kompetenzen zur Bewältigung der veränderten Versorgungs- und Pflegeerfordernisse nach der Entlassung. Hierbei sind individuell anwendbare Schulungskonzepte für Patienten und Angehörige zu entwickeln. Dabei geht es nicht nur um die Vermittlung von Wissen und Fertigkeiten (z. B. zum Umgang mit Hilfsmitteln, der Wund- oder Stomaversorgung oder zu speziellen Anforderungen an die Medikamenteneinnahme), sondern auch um Kompetenzerwerb darin, neue Anforderungen auch im Alltag umsetzen und in die eigene Lebensführung integrieren zu können. So muss beispielsweise das Wissen über eine Diabetes-Diät und Broteinheiten sowie die Notwendigkeit regelmäßiger Mahlzeiten in die je spezifische Lebenssituation eingeflochten werden. Dabei sind auch psychosoziale Einflüsse, wie etwa besondere Bedürfnisse und Gewohnheiten bei der Ernährung ebenso zu berücksichtigen, wie Alltagsgewohnheiten oder strukturelle Rahmenbedingungen wie die Wohnsituation oder berufliche Kontexte, die die Umsetzung von Empfehlungen beeinflussen.

E3   Dem Patienten und seinen Angehörigen sind bedarfsgerechte Information, Beratung und Schulung angeboten worden, um Versorgungssrisiken erkennen und veränderte Versorgungs- und Pflegeerfordernisse bewältigen zu können.

Dem Patienten und seinen Angehörigen ist die Möglichkeit angeboten worden, grundlegende Kenntnisse zur Identifikation von Risiken und Möglichkeiten zum angemessenen Umgang mit pflege- oder krankheitsbezogenen Problemen im poststationären Alltag zu erwerben. Zudem besitzen sie Informationen, wo und wie sie auch nach der Entlassung Unterstützung und Hilfestellung erhalten können (z. B. Beratungs- und Koordinationsstellen sowie Selbsthilfegruppen).

Bei optimalem Verlauf können Patienten und Angehörige die vermittelten Handlungsinhalte unmittelbar nach der Entlassung umsetzen. Gegebenenfalls sind in Absprache mit den Patienten und ihren Angehörigen Informationen über weiteren Schulungs- und Beratungsbedarf an andere Fachexperten weiterzugeben.

S4   Die Pflegefachkraft ist zur Koordination des Entlassungsprozesses befähigt und autorisiert.

Entlassungsmanagement kann sowohl zentral organisiert sein, als auch dezentral durchgeführt werden. Gerade in kleinen oder sehr spezialisierten Einheiten finden sich häufig dezentrale Überleitungsformen, bei denen die betreuende Pflegefachkraft für den gesamten Entlassungsprozess zuständig ist. Die Expertenarbeitsgruppe empfiehlt hier eine personenorientierte pflegerische Arbeitsorganisation, damit die entsprechenden Pflegefachkräfte die erforderliche Planungs- und Koordinationsverantwortung für die Patienten während der Dauer ihres stationären Aufenthaltes wahrnehmen können (d. h. ein Bezugspflegesystem im Sinne des Primary Nursing).

Die Literaturlage zeigt, dass Organisationsformen, bei denen besondere, spezialisierte Stellen für das pflegerische Entlassungsmanagement verantwortlich sind, anderen Formen des Entlassungsmanagements überlegen sind. Die grundsätzlichen Abläufe und die Einbeziehung der beteiligten Berufsgruppen sind in der Verfahrensregelung festgelegt und orientieren sich an der jeweiligen Organisationsform für das Entlassungsmanagement. Ergeben sich aus dem differenzierten Assessment komplexe poststationäre Versorgungsprobleme, erfordert das weitere Vorgehen enge Absprachen zwischen der zuständigen Pflegefachkraft der Station und der gegebenenfalls vorhandenen Pflegefachkraft aus dem zentralen Entlassungsmanagement. Die Expertenarbeitsgruppe sieht die Pflegefachkraft der Station in einer Schlüsselrolle. Diese ist unmittelbar und kontinuierlich am Versorgungsprozess der Patienten beteiligt und verfügt damit über ein umfassendes Wissen zu relevanten Problem- und Bedarfslagen. Im Rahmen der Entlassungsplanung muss die Pflegefachkraft auch die Möglichkeit haben, Gründe für eine Verschiebung des Entlassungstermins von Patienten in den multidisziplinären Dialog einbringen zu können.

P4 Die Pflegefachkraft stimmt in Kooperation mit dem Patienten und seinen Angehörigen sowie den intern und extern beteiligten Berufsgruppen und Einrichtungen frühzeitig den voraussichtlichen Entlassungstermin sowie die erforderlichen Maßnahmen ab.

Im Austausch mit dem Patienten und seinen Angehörigen sowie der weiterversorgenden Einrichtung sind sowohl der Entlassungstermin als auch der zur erwartende Versorgungs- und Unterstützungsbedarf des Patienten sowie vorhandene Risiken zu klären. Dies beinhaltet sowohl die Berücksichtigung von personellen und räumlichen Kapazitäten zur Übernahme des Patienten als auch von notwendigen Zeitressourcen zur Beschaffung von Hilfsmitteln in der weiterversorgenden Einrichtung bzw. im häuslichen Bereich.

Dem Patienten und seinen Angehörigen und gegebenenfalls der weiterbetreuenden Einrichtung werden im Rahmen einer Pflegeübergabe Gelegenheit gegeben, sich einen Eindruck zum vorliegenden Versorgungsbedarf zu verschaffen. Im Gegenzug sollen die nachbetreuenden Instanzen ihre Versorgungs- und Unterstützungsmöglichkeiten darstellen, damit im Vorfeld bereits mögliche Versorgungsdefizite aufgedeckt werden können.

E4 Mit dem Patienten und seinen Angehörigen sowie den weiterversorgenden Berufsgruppen und Einrichtungen ist der Entlassungstermin abgestimmt sowie der erwartbare Unterstützungs- und Versorgungsbedarf geklärt.

Sämtliche Maßnahmen für die Entlassungsvorbereitung sind frühzeitig veranlasst und für alle Beteiligten durch eine sorgfältige Dokumentation und Information nachvollziehbar. Bei allen Planungen wurden der Patient und seine Angehörigen mit einbezogen und spezifische Bedarfe berücksichtigt.

S5 Die Pflegefachkraft verfügt über die Fähigkeit zu beurteilen, ob die Entlassungsplanung dem individuellen Bedarf des Patienten und seiner Angehörigen entspricht.

Die Befähigung zur Evaluation der bisher erfolgten Entlassungsplanung stellt hohe Anforderungen an die Kompetenz der Pflegefachkräfte. Die Bewertung der Entlassungsplanung erfolgt gemeinsam mit dem Patienten, mit den Angehörigen und mit den beteiligten Berufsgruppen. Als methodische und strukturelle Unterstützung empfiehlt die Expertenarbeitsgruppe Checklisten und Protokolle, anhand derer die Entlassungsplanung dokumentiert und überprüft wird (vgl. Kap. 3.7.6, S. 99f).

P5 Die Pflegefachkraft führt mit dem Patienten und seinen Angehörigen spätestens 24 Stunden vor der Entlassung eine abschließende Überprüfung der Entlassungsplanung durch. Bei Bedarf werden Modifikationen eingeleitet.

Ausschlaggebend für eine angemessene Entlassungsplanung ist die Berücksichtigung der folgenden drei Aspekte:

1. Die Perspektiven des Patienten bzw. seiner Angehörigen werden berücksichtigt.

2. Die Überprüfung der Entlassungsplanung ist in einem angemessenen Zeitraum vor der eigentlichen Entlassung abgeschlossen, um Vorbereitungen aktualisieren und den Entwicklungen anpassen zu können. Auch die aktuelle Literaturstudie bestätigt einen Zeitraum von spätestens 24 Stunden vor der Entlassung, weil innerhalb dieser Zeitspanne nicht erfolgte, aber geplante Vorbereitungen oftmals noch zum Abschluss gebracht werden können bzw. kurzfristig auf neue Ereignisse reagiert werden kann, die eine geplante Entlassung beeinflussen (z. B. plötzliche Verschlechterung des Gesundheitszustandes des Patienten, Ausfall eines pflegenden Angehörigen, Verzögerungen in der Beschaffung wichtiger Pflegehilfsmittel). Die nachsorgenden Einrichtungen sind über eingetretene Veränderungen kurzfristig zu informieren bzw. in veränderte Planungen einzubeziehen.

3. Die Expertenarbeitsgruppe empfiehlt, den aktuellen Versorgungs- und Unterstützungsbedarf sowie bestehende Risiken auf einem vom Patienten, gegebenenfalls seinen Angehörigen unterschriebenen Überleitungsbogen festzuhalten, der ihm und den nachsorgenden Instanzen bei Entlassung zur Verfügung gestellt wird. Form und Ausführlichkeit des Überleitungsbogens hängen davon ab, wer der Adressat ist, ob er als einziges Medium zur pflegerischen Informationsweitergabe dient oder eines unter mehreren darstellt (z. B. zusätzlich zur mündlichen Übergabe am Bett).

Als strukturierendes Kriterienraster des Überleitungsbogens und zur Sicherung einer bedarfsgerechten Vollständigkeit empfiehlt die Expertengruppe wiederum eine Bezugnahme auf die im Kommentar zu S1b konzeptionell begründeten Lebensbereiche, in denen Veränderungen eintreten können und in denen erwartbare Anpassungsleistungen nötig sind. Dabei sind konkret folgende Aspekte zu berücksichtigen:

- pflege- und krankheitsbezogener Unterstützungs- und Versorgungsbedarf (z. B. Wundversorgung, Medikation oder Mobilisation)
- alltagsbezogener Unterstützungs- und Versorgungsbedarf (z.B. hauswirtschaftliche Versorgung oder Alltagshilfen)
- psychosozialer und biografiebedingter Unterstützungs- und Versorgungsbedarf (z. B. gewachsenes Unterstützungsnetz oder Vorlieben bzw. Abneigungen gegenüber bestimmten Lösungsvorschlägen)

- Unterstützungs- und Versorgungsbedarf zur Förderung und Stabilisierung von Selbstmanagmentkompetenzen unter Einbeziehung des Erfahrungswissens und der Ressourcen des Patienten und seiner Angehörigen sowie der Möglichkeiten, diese zu stärken (z. B. durch Schulungen und Übungen zu Verbänden oder Stomaversorgung, zu Diäten, zum Medikamentenregime oder zum adäquaten Handeln in Notfallsituationen)
- Unterstützungs- und Versorgungserfordernisse bei Auswahl und Koordination verschiedener Unterstützungs- und Versorgungsmöglichkeiten (z. B. durch Angehörige, ambulante Pflegedienste oder den Hausarzt) sowie die angemessene Auswahl und Koordination der erforderlichen Hilfeleistungen (z. B. Abstimmungen zwischen Angehörigen und ambulanter Pflege, Unterstützung bei der Bewältigung der veränderten Lebenssituation durch Selbsthilfegruppen für Patienten oder Entlastungsangebote für pflegende Angehörige)

E5 Die Entlassung des Patienten ist bedarfsgerecht vorbereitet.

Eine Entlassungsplanung ist nach Auffassung der Expertenarbeitsgruppe dann bedarfsgerecht, wenn alles berücksichtigt ist, was der Patient und seine Angehörigen benötigen, um ihre Probleme zu bewältigen bzw. ihren Bedarf zu decken. Dementsprechend sind alle an der weiteren Unterstützung und Versorgung Beteiligten, auch der Patient und seine Angehörigen, darüber informiert, was sie wann zu tun haben bzw. was vereinbart wurde und sehen sich in der Lage, die verabredeten Maßnahmen umzusetzen.

S6 Die Pflegefachkraft ist befähigt und autorisiert, eine abschließende Evaluation der Entlassung durchzuführen.

Für die entlassende Einrichtung ist es von großer Bedeutung, differenzierte Auskunft darüber zu erhalten, ob mit der Entlassungsplanung und ihrer Umsetzung Versorgungskontinuität hergestellt werden konnte und gleichzeitig Anhaltspunkte darüber zu gewinnen, an welchen Stellen Versorgungsdefizite bestehen.

Die Evaluationsergebnisse sind eine wichtige Voraussetzung für Qualitätsverbesserungen im Rahmen des Entlassungsmanagements. Kooperationsvereinbarungen mit nachsorgenden Einrichtungen bzw. die Mitgliedschaft in einem regionalen Netzwerk verbessern das Schnittstellenmanagement und können die poststationäre Versorgungsplanung erleichtern. Die endgültige Ergebnisüberprüfung findet nach erfolgter Entlassung statt. Ziel ist die Evaluation der Bedarfsgerechtigkeit der Entlassungsplanung sowie eine erste kurzfristige Überprüfung der Versorgungskontinuität nach dem Verlassen der Klinik. Dies geschieht in der Regel durch die Kontaktaufnahme mit dem Patienten, der weiterversorgenden Einrichtung oder seinen Angehörigen.

In der klinikinternen schriftlichen Verfahrensregelung muss festgelegt sein, wer diese Aufgabe unter welchen Rahmenbedingungen verantwortlich übernimmt. Dies kann die für das Entlassungsmanagement zuständige spezialisierte Pflegefachkraft oder die Bezugspflegekraft sein.

P6   Die Pflegefachkraft nimmt innerhalb von 48 Stunden nach der Entlassung Kontakt mit dem Patienten und seinen Angehörigen oder der weiterversorgenden Einrichtung auf und vergewissert sich, dass die Entlassungsplanung angemessen war und umgesetzt werden konnte.

In der Regel erfolgt die Kontaktaufnahme durch ein Telefonat. Besuche vor Ort sind ebenso wie eine schriftliche Rückmeldung denkbar. Diese Alternativen gilt es in einer schriftlichen Verfahrensregelung festzulegen. Bei festgestellten Versorgungsdefiziten ist es wichtig, die weiterversorgende Institution (z. B. den ambulanten Pflegedienst oder Hausarzt) bzw. Angehörige zu verständigen, im Notfall zu intervenieren (z. B. den Rettungsdienst zu informieren) und in jedem Fall nach möglichen Ursachen zu forschen.

Von der abschließenden Evaluation kann kein Patient ausgenommen werden. Alle, die im Rahmen des Entlassungsmanagements begleitet und unterstützt wurden, sind Patienten mit einem Risiko für Versorgungsdefizite – ganz gleich, ob kompetente Angehörige oder kompetente Pflegedienste beteiligt sind.

E6   Der Patient und seine Angehörigen haben die geplanten Versorgungsleistungen und bedarfsgerechte Unterstützung zur Bewältigung der Entlassungssituation erhalten.

Die Entlassungsplanung wurde evaluiert. Es liegen differenzierte Angaben darüber vor, ob der Patient eine bedarfsgerechte Weiterversorgung erhalten hat und die Entlassungsplanung angemessen war. Eine rückblickende Entlassungsevaluation kann durch einen Abschlussbericht der Entlassungsmanagerin, durch Fallbesprechungen im interdisziplinären Team, durch Durchsicht der Dokumentation und durch Patienten- und Angehörigenfragebögen ergänzt werden.

3 Literaturstudie

Klaus Wingenfeld, Kerstin Bockhorst und Sandra Jansen

3.1 Einleitung

Der vorliegende Bericht enthält die Ergebnisse der aktualisierten Literaturanalyse zum Expertenstandard Entlassungsmanagement in der Pflege. Der Aufbau der Darstellung weicht etwas ab von dem früheren, im Jahr 2002 veröffentlichten Bericht und folgt nunmehr stärker der inhaltlichen Gliederung der Standardkriterien.

Anders als bei der früheren Literaturanalyse wurden auch nationale Standards und Leitlinien aus anderen Ländern berücksichtigt. Ein weiterer Unterschied besteht darin, dass methodische Fragen bei der Ergebnisdarstellung ein stärkeres Gewicht erhalten haben. Methodische Erläuterungen und grundsätzliche Ausführungen zur Interpretation der Ergebnisse der Literaturanalyse nehmen daher mehr Raum ein als im damaligen Bericht.

3.2 Zum Stand der Forschung und der Entwicklung in der Praxis

In Deutschland ist die wissenschaftliche Forschung zur Entlassungsproblematik noch immer verhältnismäßig schwach entwickelt. Empirische Studien zu Problem- und Bedarfslagen von Patienten[1] im Anschluss an die Krankenhausentlassung finden sich ebenso selten wie methodisch anspruchsvolle Evaluationsstudien zum Entlassungsmanagement. Dem gegenüber stehen zahlreiche Beschreibungen von konzeptionellen Ansätzen und Organisationsformen des Entlassungsmanagements, Erfahrungsberichte und Bestandsaufnahmen von Problemen. Vergleichsweise häufig wird der Einsatz bzw. die Entwicklung von Überleitungsbögen thematisiert. Die Literatur dieser Art gibt wichtige Hinweise auf den Entwicklungsstand des Entlassungsmanagements in Deutschland, ist für die empirisch fundierte Beurteilung von Konzepten oder Konzeptbausteinen jedoch schlecht verwertbar. Sie beruht außerdem häufig auf den Aussagen und Einschätzungen von Personen, die im Rahmen der von ihnen geschilderten Konzepte selbst tätig sind.

Die internationale Literatur bietet hingegen ein ausgesprochen reichhaltiges wissenschaftliches Material zum pflegerischen Entlassungsmanagement. Patientenprobleme und pflegerische Aufgaben im Zusammenhang mit der Krankenhausentlassung zogen hier ab den 1980er Jahren verstärkt Aufmerksamkeit auf sich. Dieser Bedeutungszuwachs erklärt sich vor allem aus der zunehmenden Verbreitung von Krankenhausfinanzierungssystemen, die auf Fallpauschalen beruhen und dadurch einen starken Anreiz für eine Verkürzung der Verweilzeiten von

---

[1] Zur sprachlichen Vereinfachung und damit zur verbesserten Lesbarkeit wird im Text lediglich eine Geschlechtsform verwendet. Das jeweils andere Geschlecht ist ausdrücklich mit gemeint.

Patienten im Krankenhaus bieten. Die damit angestoßenen Entwicklungen setzten am frühesten in den Vereinigten Staaten ein und trafen dort auf eine im internationalen Vergleich fortgeschrittene Professionalisierung der Pflege und eine recht gut entwickelte Pflegeforschung.

Daraus erklärt sich, weshalb ein großer Teil des Wissensbestandes zu Patientenproblemen im Zusammenhang mit der Krankenhausentlassung und eine Vielzahl von Handlungskonzepten, Organisationsmodellen, Methoden und Instrumenten aus den USA stammen. Doch auch andere Länder im englischsprachigen Raum, allen voran Großbritannien, haben wichtige wissenschaftliche und konzeptionelle Beiträge zur Entwicklung des Entlassungsmanagements geliefert. In den 1990er Jahren ist in vielen Ländern eine Intensivierung von Forschung zu dieser Thematik zu verzeichnen, in Europa etwa in den Niederlanden und in den skandinavischen Ländern. Ebenso stammen aus einigen asiatischen Ländern bzw. Metropolen (Japan, Taiwan, Hongkong) interessante und ergiebige Forschungsarbeiten.

Die internationale Forschung zu Übergängen zwischen Versorgungssettings konzentriert sich auf die Entlassung aus einem Akutkrankenhaus oder einer Rehabilitationseinrichtung. Andere Übergänge, beispielsweise der Eintritt in die Krankenhausbehandlung, die Entlassung aus stationären Pflegeeinrichtungen oder auch die Entlassung aus der ambulanten Pflege werden nur selten aufgegriffen (Langer et al. 1991, Helberg 1993, Arling et al. 2000, Penrod et al. 2000, Nickel et al. 2001). In der Forschung zur Krankenhausentlassung wiederum steht der Übergang in die häusliche Versorgung im Vordergrund.

Einen wichtigen Schwerpunkt der Forschung stellen *Koordinations- und Kooperationsprobleme* zwischen den beteiligten Einrichtungen und Berufsgruppen dar (z. B. Schaeffer und Moers 1992, Schaeffer 1993, Connolly 1995, Anthony und Hudson-Barr 1998, Hansen et al. 1998, Höhmann et al. 1998, Anderson und Helms 2000, Arundel und Glouberman 2001, Pateman et al. 2003, Sieger und Kunstmann 2003, Dunnion und Kelly 2005, Uhlmann et al. 2005). Die Ergebnisse dieser Forschung zeigen u. a., dass zahlreiche Schnittstellenprobleme auf Intransparenz von Prozessorganisation, Aufgabenbereichen und Arbeitsteilung, auf fehlende Formalisierung oder schlichte Unkenntnis der Rahmenbedingungen und Arbeitsweise in anderen Versorgungsbereichen zurückzuführen sind (Haddock 1991, Congdon 1994, Schaeffer 1998, Reed und Morgan 1999, Arts et al. 2000).

Untersuchungen, die sich auf die *gesundheitlichen und sozialen Problemlagen der Patienten* selbst beziehen, sind verstärkt seit Ende der 1980er Jahre durchgeführt worden. Es finden sich nur wenige deutsche Beiträge, die sich explizit der Übergangsproblematik aus der Patientenperspektive widmen. Hinzuweisen ist auf einige vornehmlich strukturanalytisch ausgerichtete Arbeiten zu Übergängen und institutionellen Aspekten der Krankheitsbewältigung von alten Menschen (Schaeffer 2000) sowie von Aids-Patienten (z. B. Schaeffer und Moers 1992) und auf einzelne qualitative Studien im Rahmen von Modellvorhaben zur Erprobung innovativer Organisationskonzepte (Höhmann et al. 1998, Brüggemann et al. 2002). Daneben gibt es Arbeiten, die losgelöst von Modellkontexten und zum Teil im Rahmen der in den 1990er Jahren etablierten Pflegestudiengänge entstanden (Roth und Wünsche 1998, Fuest 1999, Tacke 1999). Ein Großteil der aus der medizinischen Forschung stammenden Arbeiten bezieht sich auf die psychiatrische Versorgung (z. B. Blumenthal et al. 1986, Hofmann et al. 1992, Böhme et al. 1998, Melchinger 2001, Richter et al. 2002, Spiessl et al. 2002). In anderen Versorgungsbereichen wurde vor allem die Problematik der Rehospitalisierung aufgegriffen, allerdings diente sie hier in erster Linie als Ergebnisindikator der Evaluationsforschung (z. B. Dörning et al. 1995, Vogel und Braun 2000, Meyer et al. 2002, Poets und Harms 2002, Stäbler und Wagner 2003). Die konkreten Probleme, mit denen sich Patienten und Angehörige nach der Krankenhausentlassung auseinandersetzen müssen, wurden dabei kaum thematisiert.

In anderen Ländern findet sich zu diesem Themenfeld eine vergleichsweise intensive Forschung. Sie umfasst einige wichtige Studien, die sich mit der Rehospitalisierung als Versorgungsproblem auseinandersetzen und zumeist differenziertere Daten als die meisten deutschen Studien zur Verfügung stellen, aber auch Untersuchungen zu anderen Problemen und Prozessen im Anschluss an die Krankenhausentlassung, etwa zur Häufigkeit des Heimeintritts, zur Entwicklung von funktionellen Fähigkeiten, Belastungen und anderen Krankheitsfolgen oder zum Unterstützungs- und hier insbesondere zum Informationsbedarf aus der Patienten- und Angehörigenperspektive (Edwardson und Nardone 1990, Bull 1994a, Wu 1995, Mistiaen et al. 1997, Anderson et al. 1999, Driscoll 2000, Shyu und Lee 2002). Studien dieser Art tragen vor allem dazu bei, die Problem- und Bedarfslagen der entlassenen Patienten zu beschreiben und Faktoren zu identifizieren, die problematische Verläufe nach der Krankenhausentlassung bzw. das Eintreten poststationärer Probleme fördern. Wichtige Anhaltspunkte dazu liefern auch die Ergebnisse mancher Evaluationsstudien zum Entlassungsmanagement (z. B. Brooten et al. 1996, Naylor et al. 2000, Chang et al. 2003). Ebenso beschreiben zahlreiche qualitative Studien die poststationären Problemlagen, Erfahrungen und Bewältigungsstrategien sowohl von Patienten als auch von Angehörigen (z. B. Hall und Carty 1993, Paavilainen und Astedt-Kurki 1997, Slauenwhite und Simpson 1998, Wilson et al. 2002).

Viele wichtige Arbeiten zum pflegerischen Entlassungsmanagement beziehen sich auf *Organisationsmodelle*, die durch die Übernahme der Koordinationsverantwortung durch spezialisierte Pflegekräfte gekennzeichnet sind. „Liaison Nursing", „Nursing Case Management", Entlassungsmanagement durch „Clinical Nurse Specialists" und „Transitional Care" sind die geläufigsten Bezeichnungen für solche Ansätze. Sie voneinander abzugrenzen ist häufig mit Schwierigkeiten verbunden. Ansätze mit identischer Bezeichnung weichen mitunter stark voneinander ab, und ebenso zeigen Modelle mit unterschiedlicher Bezeichnung zum Teil sehr große Ähnlichkeit. Gemeinsam ist ihnen, dass die zuständigen Fachkräfte größtenteils über eine hohe fachliche Qualifikation verfügen (in der Regel Master-Abschluss) und Sonderpositionen innerhalb der jeweiligen Einrichtung bekleiden. Zu diesen Modellen gibt es eine umfangreiche Literatur, auf die im weiteren Verlauf der Darstellung noch zurück zu kommen sein wird und die zahlreiche Evaluationsstudien umfasst.

Weniger gut erforscht ist ein Entlassungsmanagement, das als Aufgabe den unmittelbar für die stationäre Versorgung des Patienten zuständigen Pflegekräften zugeordnet ist (zumeist den Bezugspflegekräften). Evaluationsstudien mit klarem Design sind kaum vorhanden und nehmen dann auch nur einzelne Elemente des Entlassungsmanagements in den Blick.

In der internationalen Literatur finden sich zahlreiche Publikationen zu einzelnen Verfahrensweisen, Methoden und Instrumenten, die im Rahmen des Entlassungsmanagements zur Anwendung kommen. Im Mittelpunkt stehen dabei das Assessment (z. B. HCFA 1992, Rosswurm und Lanham 1998, Westra et al. 1998, Baum und Edwards 2000) sowie Maßnahmen der Edukation von Patienten und Angehörigen (z. B. Wasson und Anderson 1994, Jewell 1996a und 1996b, Leske und Pelczynski 1999). Andere Bereiche des Entlassungsmanagements nehmen einen vergleichsweise geringen Stellenwert ein, so etwa disziplinübergreifende Fallbesprechungen, aber auch die schriftliche Informationsübermittlung an die an der Weiterversorgung beteiligten Akteure. „Discharge Summaries" werden in vielen Ländern als obligatorischer Bestandteil des Entlassungsmanagements angesehen und weder in der Fachdiskussion noch in der Forschung näher thematisiert. Im starken Kontrast dazu steht die große Aufmerksamkeit, die der Einsatz von Überleitungsbögen oder Pflegeverlegungsberichten in der deutschen Diskussion genießt.

Seit der ersten Veröffentlichung des Expertenstandards zum pflegerischen Entlassungsmanagement hat sich die Forschungslage weiterentwickelt, allerdings nicht wesentlich verändert. Die dort getroffene Feststellung, dass erhebliche Unterschiede der Qualität und inhaltlichen Ergiebigkeit zwischen Publikationen aus dem In- und Ausland existieren, ist noch immer zutreffend. Im Gefolge der Einführung des Expertenstandards zum Entlassungsmanagement nahm die Diskussion des Themas in den deutschen Fachzeitschriften einen gewissen Aufschwung (vgl. z. B. Seelhorst 2003, Dangel und Korporal 2004, Knecht 2004, Zimmermann 2004, Richter 2005, Zurmühlen 2005, Stehling 2007). Außerdem entstanden Arbeitshilfen für die Praxis, die sowohl das Entlassungsmanagement im Alltag als auch die Implementierung unterstützen sollen (Dangel 2004, Becker 2007). Empirische Studien – insbesondere solche, die der Frage nach Effekten des pflegerischen Entlassungsmanagements nachgingen – blieben jedoch weiterhin eine Ausnahme (z. B. Bräutigam et al. 2005, Spiller und Gittler-Hebestreit 2005, Wingenfeld et al. 2007b). Das Bild in Deutschland wird nach wie vor dominiert von Erfahrungsberichten und fachlichen Stellungnahmen, die im Hinblick auf die Dokumentation des Entwicklungsstandes in Deutschland sehr informativ sein können, unter strengen methodischen Gesichtspunkten jedoch wenig zu wissenschaftlicher Evidenz beitragen.

Hinzuweisen ist an dieser Stelle auch auf einige Abschlussarbeiten im Rahmen von Studiengängen, die mitunter kleine, aber interessante empirische Studien präsentieren (z. B. Prinzen 2008). Daneben entstanden eine Reihe von unterschiedlich gelagerten Übersichtsarbeiten (z. B. Dörpinghaus et al. 2004, Wingenfeld 2005, Gittler-Hebestreit 2006), die beanspruchen, den Stand der Forschung darzustellen, und zum Teil auch konkrete Schlussfolgerungen zur

Gestaltung des Entlassungsmanagements daraus ableiten. Schließlich wurde mit dem sog. *Transitionskonzept* im Jahr 2005 ein neuer, handlungsleitender theoretischer Bezugsrahmen zur Diskussion gestellt, der auf die besondere Situation der Krankenhausentlassung und das pflegerische Entlassungsmanagement zugeschnitten ist (Wingenfeld 2005).

Im Gesamtbild bleibt festzuhalten, dass die Forschungslage in Deutschland nach wie vor nicht mit der im englischsprachigen Raum vergleichbar ist und Ergebnisse von Studien, die aus anderen Ländern stammen, auch weiterhin die maßgebliche wissenschaftliche Basis für Entscheidungen dafür darstellen, wie das pflegerische Entlassungsmanagement entsprechend der Forderung nach einer evidenzbasierten Praxis aussehen sollte.

Neben der Literatur wurden auch „Guidelines" aus anderen Ländern in die Analyse einbezogen[2]. Es existieren mehrere Guidelines, die auf bestimmte, durch ihre Erkrankung voneinander abgegrenzte Patientengruppen zugeschnitten sind und das Entlassungsmanagement als wichtige Komponente der Versorgung berücksichtigen. Dazu zählen beispielsweise:

- Management of Patients with Stroke. Rehabilitation, Prevention and Management of Complications, and Discharge Planning – A national clinical guideline (SIGN/UK)

- Clinical Care Discharge Guidelines for SCI patients (Clinical Care Discharge Guideline Group of the National Spinal Injuries Centre, UK)

- Clinical Practice Guideline: Discharge Planning for the Respiratory Care Patient (American Association for Respiratory Care)

- Hospital Admission and Discharge: People who are homeless or living in temporary or insecure accommodation (Department of Communities and Local Government, Department of Health, UK)

- Discharge planning and the development of protocols between adult Area Mental Health Services and general practitioners (Department of Human Services, Victoria's Mental Health, Australien)

Diese Guidelines verdeutlichen den Trend, dass international zunehmend nach verfeinerten Handlungsorientierungen für das Entlassungsmanagement entsprechend der Probleme und Bedarfslagen der jeweiligen Patientengruppen gesucht wird. Davon zu unterscheiden sind Guidelines, die primär das Entlassungsmanagement regeln. Sie finden sich deutlich seltener und dienen als Handlungsvorgabe für alle beteiligten Berufsgruppen, zwischen medizinischen oder pflegerischen, krankenhausinternen oder -externen Aufgaben wird nicht unterschieden. Neben den Guidelines selbst finden sich Handbücher mit inhaltlichen Erläuterungen sowie Fragen zur Kontrolle ihrer Anwendung (z. B. Center for Medicaid and State Operations 2008).

---

[2] Zur Vermeidung von Missverständnissen verzichten wir auf die Begriffe Standards, Leitlinien und Richtlinien, die in Deutschland sehr unterschiedlich interpretiert werden, und behalten den englischen Begriff „Guideline" bei.

Die vorliegenden nationalen Guidelines weisen viele Gemeinsamkeiten auf, die als Kernelemente eines professionellen Entlassungsmanagements gelten können. Nur sie, nicht die oben genannten krankheitsspezifischen Guidelines, sind in die Darstellung eingeflossen[3].

3.3   Methodisches Vorgehen

3.3.1   Literaturrecherche

Basis der Literaturrecherche war eine Abfrage einschlägiger Literaturdatenbanken, insbesondere der Datenbanken CINAHL, MEDLINE, HEALTHSTAR, CARELIT, SOMED und GEROLIT. Ergänzende Hinweise lieferten die Literaturangaben der im Laufe der Zeit beschafften Publikationen. Zur Aktualisierung der Literaturanalyse wurden die genannten Datenbanken erneut durchforstet. Eingehend gesichtet wurden außerdem Buchpublikationen und Reviews, die in den letzten Jahren erschienen sind.

Die Recherche konzentrierte sich auf die ab 1990 bis 2007 erschienenen Titel. Ältere Literatur wurde nur dann in die Auswertung einbezogen, wenn es sich um besonders wichtige (in anderen Quellen oft zitierte) Arbeiten oder um Publikationen zu speziellen, selten untersuchten Fragestellungen handelte. Es wurden grundsätzlich nur englisch- und deutschsprachige Titel berücksichtigt, wobei Untersuchungen aus dem Ausland die große Mehrheit der recherchierten Titel ausmachen.

Die Datenbankrecherche erfolgte in einem ersten Schritt über allgemeine Stichwörter wie „discharge planning", „liaison nursing", „transitional care" oder „follow-up care", jeweils in Verbindung mit „nursing" (bzw. „Entlassungsplanung", „Entlassungsvorbereitung", „Entlassung", „Pflegeüberleitung", „Übergangsbetreuung" in Verbindung mit „Pflege"). Die gefundenen Publikationen wurden in einem zweiten Durchgang anhand von Titel, Abstract (soweit verfügbar) und bibliographischen Angaben einer Selektion unterzogen. Hierbei erfolgte insbesondere ein Ausschluss zahlreicher Titel aus nichtwissenschaftlichen englischsprachigen Zeitschriften. Im Falle der deutschsprachigen Literatur wurde weniger streng verfahren, da aufgrund des Mangels an wissenschaftlichen Pflegezeitschriften nur noch sehr wenige Titel hätten berücksichtigt werden können. Eine letzte Auswahl vollzog sich schließlich im Rahmen einer Sichtung der beschafften Publikationen. Auf diese Weise wurde sowohl bei der ersten als auch bei der zweiten Literaturrecherche im Jahr 2008 vorgegangen.

---

[3]   In der weiteren Darstellung wird auf folgende Guidelines Bezug genommen: „Guidelines for Pre-admission processes, Discharge planning, Transitonal care" (Queensland Government, Australien), § 482.43 "Condition of participation: Discharge planning" (Center for Medicare & Medicaid Services, USA), "Discharge planning for older adult" (Hartford Institute for Geriatric Nursing, USA), "Discharge from hospital: pathway, process and practice" (Department of Health, Health and Social Care Joint, UK), "Admissions and Discharge Guidelines" (The Health Boards Executive, Ireland).

Die Recherche nationaler Guidelines erfolgte zum einen über die Internetsuchmaschine Google, zum anderen über die ebenfalls im Internet zugängliche Datenbank „National Guideline Clearinghouse" (NGC). Diese Datenbank stellt eine reichhaltige Aufstellung klinischer Guidelines der Öffentlichkeit zur Verfügung, darunter eine Vielzahl krankheitsspezifischer Guidelines. Die Analyse konzentrierte sich auf solche, denen man im weitesten Sinne nationale Bedeutung zuschreiben kann. Leitlinien und Standards, die nur regionale Bedeutung oder Geltung für bestimmte Einrichtungen beanspruchen, blieben also größtenteils außer Betracht.

3.3.2   Bewertung der Studien

Beim pflegerischen Entlassungsmanagement handelt es sich um eine komplexe Intervention, die je nach Kontextbedingungen (z. B. Fachabteilungen in den Krankenhäusern oder Patientengruppen) sehr unterschiedliche Formen annehmen kann. Es beinhaltet zwar, wie bereits die frühere Literaturstudie zum Expertenstandard aufgezeigt hat (Dangel und Wingenfeld 2002), bestimmte Grundsätze und konzeptionelle Bausteine, die sich nahezu in jedem Ansatz wiederfinden. Deren konkrete Ausgestaltung kann jedoch stark voneinander abweichen.

Die Nutzung formaler Kriterien zur Beurteilung wissenschaftlicher Evidenz ist vor diesem Hintergrund mehreren Begrenzungen unterworfen. Die meisten methodisch anspruchsvollen Studien verfolgen die Frage, wie wirksam bestimmte Konzepte des Entlassungsmanagements sind. Gegenstand dieser Studien sind also komplette Konzepte, nicht die einzelnen Konzeptbausteine wie z. B. pflegerisches Assessment oder Edukationsprogramme. Umgekehrt liegen zu solchen Bausteinen zwar viele Literaturbeiträge vor, sie stützen sich allerdings weniger häufig auf kontrollierte Studien. Die Vielfalt der konzeptionellen Ausgestaltung hat außerdem eine mangelnde Homogenität der Studien zur Folge. Immer stellt sich die Frage, ob die jeweiligen Untersuchungsergebnisse auch auf andere Versorgungskontexte und Patientengruppen übertragbar sind. Häufig lässt sich diese Frage nur sehr begrenzt beantworten.

Zur Bewertung von Studien und ihren Ergebnissen wurde eine Klassifikation in Anlehnung an das renommierte Handbuch zur Richtlinienentwicklung („Guideline Development Handbook") des Scottish Intercollegiate Guidelines Network (SIGN 2004) vorgenommen. Dieses Handbuch unterscheidet folgende Evidenzlevel:

Level 1:   Meta-Analysen, systematische Reviews zu randomisierten kontrollierten Studien, randomisierte kontrollierte Studien (RCTs)

Level 2:   Systematische Reviews zu Fall-Kontroll-Studien oder Kohortenstudien, Fall-Kontroll-Studien, Kohortenstudien

Level 3:   Nichtanalytische Studien (z. B. Surveys, Fallstudien)

Level 4:   Expertenmeinungen, Positionspapiere von Organisationen

SIGN sieht weitere Differenzierungen innerhalb der Evidenzgrade 1 und 2 vor. Im Level 1 werden noch einmal Abstufungen nach der Qualität von Meta-Analysen und dem Risiko von systematischen Verzerrungen in RCTs vorgenommen. Im Level 2 findet sich ebenfalls eine Feindifferenzierung in drei Stufen, die auf ähnlichen Kriterien beruht.

Diese Differenzierungen werden im Rahmen der vorliegenden Arbeit allerdings überwiegend nicht verwendet. Dies hängt vor allem mit der Studienlage und mit den Besonderheiten des Gegenstands zusammen. Es liegen zwar einige Reviews vor, die Konzepte oder Konzeptbausteine des pflegerischen Entlassungsmanagements aufgreifen, doch weisen diese Reviews durchgängig den Mangel auf, sehr heterogene und für das vorliegende Thema streng genommen nicht vergleichbare Ansätze des Entlassungsmanagements einbezogen zu haben (vgl. Kap. 3.6.4, S. 73ff). Dieser Mangel wiegt so stark, dass den Reviews nicht mehr Aussagekraft zugesprochen werden kann als den einzelnen Studien, auf die sie sich beziehen. Die Möglichkeit, Evidenz anhand der Qualität von Meta-Analysen und Reviews zu bestimmen, entfällt also.

Darüber hinaus kann man bei fast jeder Studie die Frage nach der Verallgemeinerbarkeit der Ergebnisse aufwerfen, da die untersuchten Patientengruppen fast immer nur eine Teilpopulation der Adressaten des pflegerischen Entlassungsmanagements darstellen. Häufig umfassen die Kriterien zur Patientenselektion Altersgrenzen und bestimmte Erkrankungen bzw. Krankheitsgruppen (z. B. Herz-Kreislauf-Erkrankungen). Auch in dieser Hinsicht, d. h. im Blick auf mögliche systematische Verzerrungen aufgrund bestimmter Merkmale der Studienpopulation oder aufgrund interventionsfremder, die Ergebnisse aber beeinflussender Faktoren (z. B. Behandlungen, die ein Großteil dieser Patientengruppe erhält) erfüllt fast keine Studie zum pflegerischen Entlassungsmanagement die methodischen Anforderungen, die die Anwendung der oben angesprochenen Feindifferenzierung der Evidenzlevel 1 und 2 rechtfertigen würde. Dies hat, wohl gemerkt, nicht unbedingt etwas mit einem methodischen Mangel der Studien zu tun, sondern eher mit der stark medizinisch geprägten Sichtweise des Konstrukts der Evidenzbasierung. Auch die SIGN-Kriterien sind in erster Linie auf medizinische Interventionen ausgerichtet, die stets für eine bestimmte Patientengruppe Wirksamkeit erwarten lassen und für andere Patientengruppen nicht. Im Falle des pflegerischen Entlassungsmanagements liegt eine völlig andere Konstellation vor. Es ist für alle Patienten vorgesehen, die ein erhöhtes Risiko aufweisen, dass Probleme im Anschluss an die Krankenhausentlassung auftreten, unabhängig davon, unter welcher Erkrankung sie leiden.

Abgesehen von der Feindifferenzierung bietet die SIGN-Klassifikation den Vorteil einer klaren, gut nachvollziehbaren Abgrenzung von Evidenzgraden. Ähnlich wie bei anderen Klassifizierungen dieser Art wird qualitativen Studien jedoch auch hier eine nur geringe Aussagekraft zugeschrieben, wenngleich sie für die Ausgestaltung des pflegerischen Entlassungsmanagements in der Praxis – je nach Untersuchungsanlage und Fragestellung – wichtige Erkenntnisse bereitstellen können. Sie bedürfen daher einer gesonderten Prüfung im Hinblick auf ihre Relevanz für den Expertenstandard.

Bei der aktualisierten Literaturanalyse erfolgte die methodische Bewertung der Studien jeweils durch *zwei* Rater, die ihre Bewertung unabhängig voneinander vornahmen[4]. Hierdurch sollte mehr Sicherheit im Hinblick auf eine adäquate methodische Beurteilung von Forschungsergebnissen gewonnen werden. Im Verlauf der Analyse kam es allerdings nur sehr selten dazu, dass das Urteil der Rater voneinander abwich. In diesen Fällen wurden die betreffenden Studien nochmals geprüft und im Rahmen einer gemeinsamen Beratung neu bewertet.

Guidelines wurden nur unter inhaltlichen und nicht unter formalen Gesichtspunkten ausgewertet. Bei der Frage nach wissenschaftlicher Evidenz können sie insofern als eine besondere Art der Expertenmeinung eingestuft werden. Zu beachten ist, dass nur wenige Guidelines existieren, die sich ausschließlich auf das Entlassungsmanagement beziehen: Es ist eher die Regel, dass das Entlassungsmanagement eine von mehreren Komponenten darstellt, die als Standard für die Versorgung einer bestimmten Patientengruppe näher beschrieben werden.

3.4 Zielgruppen des Entlassungsmanagements

Die internationale Literatur operiert im Zusammenhang mit der Frage nach der Zielgruppe des Entlassungsmanagements häufig mit dem Begriff *Risiko*. Er spricht in diesem Fall die Wahrscheinlichkeit von Ereignissen oder Entwicklungen an, die eine negative Wirkung auf die Gesundheit des Patienten ausüben oder dessen Leben in einer Weise verändern, die von ihm oder seinem Umfeld als problematisch erlebt wird und ihrerseits ein gesundheitliches Risiko birgt (etwa durch eine anhaltende psychische Belastung) (vgl. Wingenfeld 2005: 99). In der englischsprachigen Literatur werden hierfür häufig Kategorien wie *poor discharge outcomes* verwendet. Als unterstützungsbedürftig gelten dementsprechend Patienten, bei denen eine überdurchschnittliche Wahrscheinlichkeit solcher unbefriedigender Entlassungsergebnisse ausgemacht wird. Sie werden in der Literatur explizit als *Risikopatienten* bezeichnet (z. B. Haddock 1991, Lough 1996, Runciman et al. 1996, Holland et al. 1998, Naylor et al. 1999). Im Verlauf der folgenden Ausführungen wird vereinfacht der Begriff „Risiko poststationärer Probleme" verwendet[5].

---

[4] Eine Übersicht über die Bewertung der eingeschlossenen Studien ist auf der Homepage des DNQP und www.dnqp.de als PDF-Datei verfügbar.

[5] Der Ausdruck *poststationär* spricht generell die Zeit nach der Krankenhausentlassung an. Er bezieht sich damit z. B. auch auf die Versorgung in stationären Pflegeeinrichtungen. Dies ist sicherlich keine sehr glückliche Begriffsverwendung, erscheint aber gerechtfertigt, wenn auf sehr umständliche Umschreibungen verzichtet werden soll. Leider existiert in der deutschen Sprache keine Entsprechung zum geläufigen englischen Ausdruck *post-hospital*.

Die Zielgruppe des pflegerischen Entlassungsmanagements umfasst also alle Patienten, die ein erhöhtes Risiko poststationärer Probleme aufweisen. Dieses Verständnis reicht weiter als die in Deutschland verbreitete Vorstellung, Entlassungsmanagement ziele auf die Sicherstellung von Versorgungskontinuität. Fehlende Versorgungskontinuität kann eine Ursache poststationärer Probleme sein, daneben existiert jedoch eine Vielzahl weiterer Faktoren, die unerwünschte Entwicklungen nach sich ziehen können.

Es gibt in anderen Ländern eine relativ umfangreiche Forschung, die der Frage nachgeht, welche Risikofaktoren in diesem Zusammenhang relevant sind. Häufige Wiederaufnahmen im Krankenhaus gelten dabei (neben der Mortalitätsrate) als wichtigster Indikator für problematische gesundheitliche Entwicklungen nach der Krankenhausentlassung. Empirische Untersuchungen berichten von Rehospitalisierungsraten von bis zu 20% innerhalb des ersten Monats nach der Entlassung, bei einigen Patientengruppen in höherem Alter steigt die Rate innerhalb eines Jahres auf 50%, zum Teil sogar auf noch höhere Werte an (Anderson und Steinberg 1984, Camberg et al. 1997, Bach und Nikolaus 1998, Cummings 1999). Die meisten ungeplanten Rehospitalisierungen ereignen sich in geringem zeitlichen Abstand zum Krankenhausaufenthalt. Die ersten Wochen nach der Entlassung sind insofern als eine besonders kritische Phase des Krankheits und Versorgungsverlaufs anzusehen (Grant et al. 1995, Brooten et al. 1996, Bach und Nikolaus 1998, Anderson et al. 1999).

Mehrere Studien beschäftigen sich mit der Frage, inwieweit sich bestimmte gesundheitliche Dispositionen ausmachen lassen, die sich mit einem erhöhten Risiko poststationärer Probleme verbinden. Ihren Ergebnissen zufolge sind vor allem chronisch Kranke betroffen (z. B. Williams und Fitton 1988, Gautam et al. 1996, Anderson et al. 1999, Lai et al. 1999). Fasst man die Ergebnisse der vorliegenden empirischen Untersuchungen zusammen, so besteht ein erhöhtes Risiko poststationärer Probleme vor allem bei Patienten mit folgenden *Erkrankungen*[6]:

- Erkrankungen des Herz-Kreislauf-Systems, insbesondere Schlaganfall, Herzinfarkt und chronische Herzinsuffizienz
- Erkrankungen des Atmungssystems
- Stoffwechselerkrankungen und Erkrankungen der Verdauungsorgane
- Krebserkrankungen
- demenzielle Erkrankungen
- andere psychische Erkrankungen
- Verletzungen mit lang anhaltenden gesundheitlichen Beeinträchtigungen wie Oberschenkelhalsfraktur oder schweres Schädel-Hirn-Trauma

---

[6] Die folgenden Ausführungen stützen sich auf: Weiler et al. 1991, Cox und Verdieck 1994, Severson et al. 1994, Grant et al. 1995, Kane et al. 1998 und 2000, Anderson et al. 1999, Cummings 1999, Lagoe et al. 1999 und 2000, Mercer et al. 1999, Robinson 1999, Melchinger 2001, Archibald 2003, Chang et al. 2003, Yilmaz und Emiroglu 2005.

Viele dieser Erkrankungen sind mit ausgeprägten *physischen Belastungen, Beschwerden und Irritationen* verbunden, die für die Patienten ein gravierendes Problem nach der Krankenhausentlassung darstellen und zusammen mit anderen Problemlagen einen Unterstützungsbedarf begründen. Zum Teil handelt es sich allerdings nicht um Krankheitsfolgen, sondern um Folgen der während des stationären Aufenthalts durchgeführten Therapie. Bei vielen Patientengruppen steht eine ausgeprägte Schmerzsymptomatik im Vordergrund (Müller-Mundt 2001). Mit empirischen Studien untersucht wurde dies vor allem bei Krebspatienten (Grant et al. 1995), Patienten mit Oberschenkelhalsfraktur (Robinson 1999) und bei chirurgisch behandelten Patienten (Wu 1995, Naylor et al. 2000), aber auch bei gemischten Patientenkollektiven (Mistiaen et al. 1997). Mangelnde Kontrolle der Schmerzsymptomatik kann schon für sich genommen zu einer durch mehrfache Krankenhausaufenthalte gekennzeichneten Versorgungskarriere führen (Grant et al. 1995). Viele Patienten erleben darüber hinaus eine Phase ausgeprägter Erschöpfung und Müdigkeit, die auf die Belastung durch Krankheit und Therapie, verringerte Belastbarkeit infolge funktioneller Einbußen, emotionale Anspannung, Irritationen des Kreislaufsystems oder auch auf (z. B. schmerzbedingte) Schlafstörungen zurückzuführen sind (Michels 1988, Moore 1994, Goodman 1997, Robinson 1999, Waterman et al. 1999, Jackson et al. 2000, Naylor et al. 2000, McMurray et al. 2002).

Eine weitere wichtige Problemdimension stellen *funktionelle Einschränkungen* und damit zumeist *Abhängigkeit von Pflege* dar. Funktionelle Einbußen sind bei vielen Patientengruppen eine charakteristische Begleiterscheinung des Krankenhausaufenthaltes und der daran anschließenden Zeitphase. Besonders bei älteren Patienten besteht ein hohes Risiko der Verstetigung der damit verbundenen Pflegeabhängigkeit. Nach Hansen et al. (1999) gelingt es rund der Hälfte der von einem Selbständigkeitsverlust betroffenen älteren Patienten nicht, ihren früheren Status innerhalb von drei Monaten nach der Entlassung wiederzuerlangen. Diese Studie, die sich auf Patienten im Alter ab 65 Jahren bezog, identifizierte *prästationäre* kognitive Beeinträchtigungen und Einschränkungen der Mobilität als die wichtigsten Risikofaktoren für das Ausbleiben der Wiedererlangung relativer Selbständigkeit bzw. für einen fortschreitenden Autonomieverlust (vgl. auch Rosswurm und Lanham 1998). Prästationäre Pflegebedürftigkeit in Verbindung mit höherem Alter beinhaltet also ein hohes Risiko, nach der Krankenhausentlassung gesundheitliche Probleme oder sogar eine gesundheitliche Abwärtsentwicklung zu erleben.

Andere Studien weisen auf ähnliche Zusammenhänge hin. Kravitz et al. (1994) untersuchten eine Gruppe geriatrischer Patienten, die innerhalb von drei Tagen nach der Entlassung in ihrer häuslichen Umgebung aufgesucht wurden. Nahezu 60% von ihnen wiesen eine im Vergleich zum Zeitpunkt der Entlassung deutliche Verschlechterung ihres funktionellen Status auf. Mobilitätsbeeinträchtigungen in Verbindung mit einer ungeeigneten räumlichen Umgebung ziehen ein erhöhtes Sturzrisiko nach sich (Mahoney et al. 1994). Kommt es zu Stürzen, beginnt eine neue Krankheitsphase, die bei hochaltrigen Patienten zum Teil zu einem baldigen Versterben führt (Robinson 1999, Archibald 2003).

Ein besonders hohes Risiko poststationärer Probleme besteht bei Patienten mit kognitiven Einbußen. Diese ziehen nicht nur eine globale Abhängigkeit der Lebensführung nach sich, sondern beeinträchtigen auch das Erkennen und Verstehen von Krankheitssymptomen und Versorgungsanforderungen. Mehrere Studien haben den hohen Stellenwert kognitiver Einbußen für krisenhafte Übergänge nachgewiesen (z. B. Weiler et al. 1991, Severson et al. 1994, Cummings 1999). Untersucht wurden dabei vorrangig die Problemlagen demenziell Erkrankter. Für diese Personengruppe lässt sich feststellen, dass ein akutes Krankheitsereignis mit anschließendem stationären Aufenthalt stets eine außerordentlich risikoträchtige Versorgungsepisode einleitet.

Die zu Beginn des Krankenhausaufenthalts vorliegenden Erkrankungen, gesundheitlichen Belastungen und Funktionseinbußen geben also wichtige Hinweise auf ein etwaiges Risiko kritischer Entwicklungen in der poststationären Phase. Im Falle der Erkrankungen ist es unerheblich, ob es sich um die Hauptdiagnose (den Anlass der stationären Behandlung) oder eine Begleiterkrankung handelt (Williams und Botti 2002).

Bestimmte Anforderungen an den Patienten, die aus therapeutischen Notwendigkeiten erwachsen, stellen ebenfalls einen relevanten Risikofaktor dar. Dies gilt insbesondere für den *Umgang mit Medikamenten*. Nach den von Bull und Jervis (1997) referierten Ergebnissen einer qualitativen Studie stellt der Umgang mit den Anforderungen der Medikation für Patienten und Angehörige eines der größten Probleme in der Übergangsphase und einen bedeutenden Anlass für frühe Rehospitalisierungen dar. Mangelnde Information, Unsicherheit und fehlende Routine, geringe Eigenmotivation und Kommunikationsprobleme spielen in diesem Zusammenhang eine Rolle. Komplikationen im Zusammenhang mit der Medikamenteneinnahme, eine Unterschätzung der Bedeutung von Krankheitssymptomen und mangelnde Adaption sind regelmäßige Begleiterscheinungen in der poststationären Phase und mit erhöhten Risiken verbunden (Kravitz et al. 1994, Lough 1996, Nelson und Talbert 1996, Bull und Jervis 1997, Bach und Nikolaus 1998, Slauenwhite und Simpson 1998, Naylor et al. 2000, Al-Asseri et al. 2001).

Anforderungen anderer Art ergeben sich im Zusammenhang mit einer *technisch aufwändigen Versorgung*. Hierzu liegen insbesondere Arbeiten aus der Pädiatrie und Frühgeborenenversorgung vor (Hill 1993, Capen und Dedlow 1998, Forsyth et al. 1998).

Mehrere Studien dokumentieren die große *Bedeutung informeller Hilfen* bei fortgesetzten gesundheitlichen Problemen nach der Krankenhausentlassung. Eine schon ältere Untersuchung von 133 älteren Patienten mit kurzfristiger, ungeplanter Rehospitalisierung (Williams und Fitton 1988) ist in dieser Hinsicht sehr aufschlussreich. Hier wurde festgestellt, dass trotz des großen Anteils primär krankheitsbedingter Krisen ein komplexes Hintergrundgeschehen berücksichtigt werden müsse. Mitverantwortung für poststationäre krisenhafte Entwicklungen waren in 77% der Fälle Probleme im Zusammenhang mit der Versorgung durch die Angehörigen. Rund 60% aller ungeplanten Wiederaufnahmen wären demnach prinzipiell vermeidbar gewesen: Sie waren nicht einem unkontrollierbaren Krankheitsverlauf, sondern einer mangelnden Bewältigung krankheitsbedingter Anforderung geschuldet (vgl. Nikolaus et al. 1992, Congdon 1994, Zureik et al. 1995, Lewis et al. 1997, Mercer et al. 1999, Magilvy und Congdon 2000, Waters et al. 2001, Shyu und Lee 2002, Gall und Bull 2004, Lin und Lu 2005).

Es gibt *verschiedene soziale Konstellationen*, die das Risiko poststationärer Probleme erhöhen und damit einen Unterstützungsbedarf in Form des Entlassungsmanagements begründen. Besondere Schwierigkeiten treten bei Patienten auf, die dauerhaft selbst Versorgungsverantwortung tragen, etwa für den pflegebedürftigen Ehepartner oder ein behindertes Kind (Bixby et al. 2000). Sie müssen nicht nur ihre eigenen gesundheitlichen Probleme bewältigen, sondern vorübergehend oder vielleicht auch dauerhaft einen neuen Zuschnitt ihrer Rolle als pflegende Angehörige entwickeln. Bakewell-Sachs et al. (2000) verweisen auf den Unterstützungsbedarf von Familien mit kranken Kindern, die in ärmlichen Verhältnissen leben. Spezifische Hilfen sind im Falle von wohnungslosen Patienten erforderlich (Ferguson 1997 und 1998). Auch eine Suchtproblematik und andere auffällige psychische Probleme (Butz et al. 1998, van Fleet und Hughes 1996) sind Anlässe für die Einleitung des Entlassungsmanagements.

Es wurde bereits deutlich, dass in vielen Studien auf den *Faktor Alter* hingewiesen wird. Es sei daher noch einmal hervorgehoben, dass hohes Alter generell als Umstand anzusehen ist, der das Risiko poststationärer Probleme erhöht (Jewell 1993, Steiner und Neu 1993, Naylor et al. 1994, Armitage und Kavanagh 1996a, Morgan et al. 1997). Gleiches gilt für Kinder, die entwicklungsbedingt in einem starken Abhängigkeitsverhältnis zu ihren Eltern stehen.

Von einem besonders hohen Risiko poststationärer Probleme ist auszugehen, wenn hohes Alter mit mehreren anderen Faktoren zusammentrifft, beispielsweise mit chronischen Erkrankungen und sozialen Problemen. Die Kombination von Armut, schwerer Erkrankung und hohem Alter führt in den USA, wie Morrow-Howell und Proctor (1994) anhand einer Gruppe von rund 370 stationär behandelten älteren Patienten aufzeigten, mit einer recht hohen Wahrscheinlichkeit zu einer Heimunterbringung (vgl. auch Bowlyow 1990 und Lefroy et al. 1993).

Die vorangegangenen Ausführungen machen u. a. deutlich, dass unterschiedlichste Lebenssituationen und Konstellationen von Risikofaktoren einen Bedarf an Entlassungsmanagement nach sich ziehen können. Häufig ist die Gesamtsituation entscheidend. Patienten mit vergleichbaren gesundheitlichen Problemlagen können einen höchst unterschiedlichen Bedarf aufweisen, weil der konkrete Bedarf immer vom Verhältnis zwischen den krankheitsbedingten Problemen und Anforderungen einerseits und den Ressourcen des Patienten andererseits (seinen Kenntnissen, seiner Selbstpflegefähigkeit, der Ressourcen seiner Umgebung etc.) abhängt. Das Wissen um die oben dargestellten Faktoren ist allerdings wichtig, um frühzeitig, d. h. möglichst bereits bei der Krankenhausaufnahme erkennen zu können, ob ein erhöhtes

Risiko poststationärer Probleme gegeben ist oder nicht (initiales Assessment, vgl. Kap. 3.7.1, S. 77ff). Liegt eine solche begründete Vermutung vor, sollte eine differenzierte Bedarfseinschätzung eingeleitet werden (Kap. 3.7.2, S, 85ff).

3.5 Grundverständnis und strukturelle Voraussetzungen

Ungeachtet der Unterschiede und Besonderheiten von Zielgruppen und Organisationsmodellen lassen sich zahlreiche Gemeinsamkeiten des in der internationalen Literatur beschriebenen Verständnisses von pflegerischem Entlassungsmanagement ausmachen. Dies betrifft sowohl die allgemeinen Zielsetzungen als auch die Komponenten, aus denen sich der Prozess des Entlassungsmanagements zusammensetzt.

3.5.1 Grundverständnis

Auf internationaler Ebene herrscht Einigkeit darüber, dass Entlassungsmanagement prinzipiell als eine multidisziplinäre und damit auch pflegerische Aufgabe anzusehen ist[7]. In vielen Ländern wird der *Pflege* darüber hinaus eine *besondere Verantwortung* für die Sicherstellung von Maßnahmen zugeschrieben, die für eine am individuellen Unterstützungsbedarf des Patienten ausgerichtete Überleitung erforderlich sind (z. B. Rorden und Taft 1990, Pray und Hoff 1992, Fenerty 1993, Lowenstein und Hoff 1994, Hurst 1996, Lough 1996, Anthony und Hudson-Barr 1998, Carbone 1999, Bakewell-Sachs et al. 2000, Dash et al. 2000). Begründet wird dies vor allem damit, dass nach der Krankenhausentlassung häufig Fragen der pflegerischen Versorgung im Mittelpunkt stehen und Pflegekräfte aufgrund ihrer beruflichen Aufgaben sowie ihres im Vergleich zu anderen Berufsgruppen häufigeren und intensiveren Kontaktes zu Patienten und Angehörigen über die besten Voraussetzungen verfügen, den Unterstützungsbedarf verlässlich einzuschätzen.

Auf den Grundgedanken, dass sich pflegerisches Entlassungsmanagement an *Patienten mit erhöhtem Risiko poststationärer Probleme* richtet, wurde bereits hingewiesen (Kap. 2.4). Damit verknüpft ist ein Aufgabenverständnis, das die Patientenorientierung stark akzentuiert und *pflegerisches Entlassungsmanagement primär als Hilfe für Patienten und Angehörige*

---

[7] In allen Guidelines wird eine interdisziplinäre Zusammenarbeit empfohlen, die nicht nur berufsübergreifend im Krankenhaus, sondern auch mit krankenhausexternen Gesundheitsprofessionellen wie beispielsweise ambulanten und/oder spezialisierten Pflegediensten, Hausärzten oder kommunalen Gesundheitseinrichtungen und -diensten gestaltet werden sollte. In jeder Guideline ist der Begriff des multidisziplinären Teams als wichtige Instanz der Entlassungsplanung zu finden, allerdings fehlen inhaltliche Beschreibungen bzw. gibt es sehr unterschiedliche Hinweise dazu, wie Multidisziplinarität gestaltet werden soll. So wird beispielsweise in einer Guideline befürwortet, komplexe Entlassungsplanungen im interdisziplinären Team zu diskutieren (The Health Boards Executive 2003). An anderer Stelle ist die Rede von spezialisierten Mitarbeitern wie „advanced practice nurses" oder „registered nurse experts in geriatrics", die als zuständige Experten mit einem Entlassungsteam z. B. in Fallkonferenzen zusammenarbeiten sollen (Zwicker und Picariello 2003).

definiert, mit dem Ziel, sie in geeigneter Weise auf die Probleme und Anforderungen nach der Krankenhausentlassung vorzubereiten[8]. Die Akzentuierung der Unterstützung des Patienten ist schon seit vielen Jahren das gemeinsame Merkmal eines zeitgemäßen Entlassungsmanagements (vgl. Rorden und Taft 1990: 22).

Aus diesem Verständnis resultiert eine weitere Gemeinsamkeit. Pflegerisches Entlassungsmanagement umfasst unabhängig vom jeweiligen Organisationsmodell *zwei Aufgabenbereiche*, die auf formaler Ebene als direkt patientenbezogene und indirekt patientenbezogene Aufgaben bezeichnet werden können (Arts et al. 2000). Direkt patientenbezogene Aufgaben beinhalten im Kern die Information, Beratung, Anleitung und Schulung des Patienten und/oder der Angehörigen. Indirekt patientenbezogene Aufgaben umfassen die Koordination der beteiligten Personen und Organisationen sowie zahlreiche Kommunikationsaufgaben; in diesem Aufgabenbereich geht es mehr um die Zusammenarbeit mit den professionellen Akteuren, die während des Krankenhausaufenthaltes oder danach an der Unterstützung des Patienten (oder seiner Angehörigen) beteiligt sind.

Unbestritten und ein immer wieder betonter Grundsatz ist ferner, dass die ersten Schritte des Entlassungsmanagements bereits zu *Beginn des Krankenhausaufenthaltes* einsetzen müssen. Hintergrund ist nicht zuletzt die Erfahrung, dass viele Entlassungen erst einen bis drei Tage vorher geplant werden (Galatsch et al. 2007) oder aber der Zeitpunkt des ersten Gesprächs mit dem Patienten über die Entlassung erst gegen Ende oder unmittelbar vor der Entlassung liegt (Hartwig et al. 2004). Während einige Publikationen die Notwendigkeit des frühen Beginns in allgemeiner Form hervorheben (Hegney et al. 2002, Huber und McClelland 2003, McMurray 2004, Chaboyer et al. 2005, Stephens 2005, Griffin und Abraham 2006, Foust 2007), definieren andere einen konkreten Zeitintervall. Sie haben dabei in der Regel das initiale Assessment im Blick, mit dem festgestellt wird, ob der neu aufgenommene Patient ggf. Unterstützung beim Übergang in eine andere Versorgungsumgebung benötigt (Chang et al. 2003, Dai et al. 2003, Kleinpell 2004, Huang und Liang 2005, Lin et al. 2005). In allen recherchierten Guidelines wird ebenfalls ein früher Beginn der Entlassungsplanung gefordert. Zum Teil sehen sie vor, dass die Entlassungsplanung bereits vor der Aufnahme in das Krankenhaus beginnen sollte. Zwei vom englischen und australischen Gesundheitsministerium veröffentlichte Guidelines verlangen sogar ein „pre-admission assessment" (Queensland Government and Queensland Health 1998, Health & Social Care Joint Unit and Change Agents Team 2003).

---

[8] „Discharge planning is a process and service where patient needs are identified and evaluated and assistance is given in preparing the patient to move from one level of care to another, hospital to home or hospital to another facility. It involves arranging that phase of care whether it be self-care, care by family members, care by paid health provider or a combination of options" (Jackson 1994: 492).

Pflegerisches Entlassungsmanagement ist als geregeltes Verfahren angelegt, dessen Struktur sich am *Aufbau des Pflegeprozesses* orientiert[9]. Der Pflegeprozess und die darin vorgesehenen Handlungselemente gelten als die am besten geeignete Grundlage zur Konzeptualisierung dieses Verfahrens (z. B. Slevin 1986, Connolly 1991, Jewell 1993, McNamara und Sullivan 1995, Sullivan 1995, Hester 1996, Dash et al. 2000). Nahezu alle im anglo-amerikanischen Raum erprobten Konzepte sind analog zu den Stufen des Pflegeprozesses aufgebaut (z. B. Naylor 1990b, Rorden und Taft 1990, Fournet 1992, Fenerty 1993, Hill 1993, Bell 1994). Pflegerisches Entlassungsmanagement umfasst damit im Kern folgende Elemente:

- ein *pflegerisches Assessment* zur Identifizierung von Risikopatienten, zur Einschätzung ihres Unterstützungsbedarfs und zur Einschätzung weitergehender Handlungserfordernisse zur Sicherstellung einer bedarfsgerechten Weiterversorgung,

- die *Festlegung von Zielen und die Planung von Maßnahmen*, sowohl auf der Ebene der direkten Unterstützung des Patienten und seiner Angehörigen als auch auf der Ebene der Kommunikation, Abstimmung und Koordination der professionellen Akteure bzw. Leistungsanbieter,

- die *Durchführung dieser Maßnahmen* (Information, Beratung, Schulung und Anleitung der Patienten und Angehörigen sowie Mobilisierung von Hilfen, die nach der Entlassung benötigt werden, und die Sicherstellung einer adäquaten Information der poststationär einbezogenen Akteure),

- die *Kontrolle/Evaluation* der Ergebnisse des pflegerischen Entlassungsmanagements.

Dieser Ablauf des pflegerischen Entlassungsmanagements wird in den Publikationen in der Regel als selbstverständlich vorausgesetzt und meist nur dann differenziert beschrieben, wenn im Rahmen von Evaluationsstudien über den konkreten Aufbau von Handlungsmodellen berichtet wird.

Die oben beschriebenen Grundsätze, die sich auf einen breiten Konsens unter Experten stützen können, entziehen sich der Überprüfung durch traditionelle Formen der Wirksamkeitsforschung. Aufgrund ihrer konstitutiven Bedeutung für die Ausgestaltung des Entlassungsmanagements, die ihnen in der Pflegewissenschaft weltweit zugesprochen wird, kann man ihnen jedoch einen hohen Grad an Verbindlichkeit beimessen.

---

[9] „The discharge process follows the same structure as the nursing process in assessment, analysis, planning, implementing, and evaluating patient needs. Nurses are familiar and comfortable utilizing nursing process. They are able to carry this over to the discharge process" (Charlesworth und McKenzie 1996: 104).

3.5.2 Verfahrensregeln und Richtlinien

Die Voraussetzungen zur Sicherstellung eines pflegerischen Entlassungsmanagements umfassen klare Verfahrensregelungen, die Verfügbarkeit geeigneter Methoden und Instrumente sowie eine adäquate Qualifikation der mit dem Entlassungsmanagement beauftragten Pflegefachkräfte. Mit Methoden und Instrumenten sind Elemente angesprochen, auf die in Kapitel 3.7 noch näher eingegangen wird: Um ein am Pflegeprozess orientiertes Entlassungsmanagement zu gewährleisten, muss auf Assessmentinstrumente zurückgegriffen werden können, die auf die jeweilige Patientengruppe zugeschnitten sind, außerdem auf Konzepte zur Edukation von Patienten und Angehörigen sowie auf Dokumentationsinstrumente.

Davon abgesehen verweist die Literatur nachdrücklich auf das Erfordernis einer Systematisierung und die Bedeutung entsprechender Richtlinien zur Regelung der Verfahrensweise und Zusammenarbeit der im Krankenhaus beteiligten Berufsgruppen (Haddock 1991, Pray und Hoff 1992, Anderson und Helms 1995, Brocklehurst und Butterworth 1996, Runciman et al. 1996, Pichitpornchai et al. 1999, Reed und Morgan 1999, McKenna et al. 2000, Dieffenbach und Winkel 2001, Payne et al. 2002, Coleman und Boult 2003, Cotera-Perez-Perez 2005, Lewis und Noyes 2007). Einige Studien deuten darauf hin, dass zahlreiche Probleme im Zusammenhang mit dem Patientenübergang auf mangelhafte Präzisierung bzw. Intransparenz von Prozessorganisation, Aufgabenbereichen und Arbeitsteilung zurückzuführen sind (Congdon 1994, Reed und Morgan 1999, Arts et al. 2000). Andere Untersuchungen dokumentieren bessere Ergebnisse eines formalisierten (standardisierten) im Vergleich zu einem nichtformalisierten Entlassungsmanagement (Haddock 1991). Indirekt belegen schließlich auch einige randomisierte, kontrollierte Studien zur Evaluation von Transitional-Care-Modellen positive Effekte einer Standardisierung, insofern klare Richtlinien bzw. Verfahrensregelungen (so genannte discharge protocols) einen zentralen Bestandteil dieser Modelle darstellen.

Krankenhaus- oder abteilungsspezifische Richtlinien (vgl. Slevin 1986, Naylor 1990b, Fenerty 1993, Jones et al. 1995, McGinley et al. 1996, Höhmann et al. 1998, Rosswurm und Lanham 1998, Arts et al. 2000) beschreiben insbesondere

- die Voraussetzungen (Kriterien), die Patienten erfüllen müssen, um ein komplexes Entlassungsmanagement im Einzelfall einzuleiten,

- die einzelnen Elemente und die Ablauforganisation des (pflegerischen) Entlassungsmanagements (Arbeitsschritte analog zum Pflegeprozess),

- die Kooperationsbeziehungen der beteiligten Stellen bzw. Berufsgruppen im Krankenhaus (Aufgabenteilung, gegenseitige Information, konkrete Formen der Zusammenarbeit wie z. B. regelmäßige Fallbesprechungen – insbesondere zwischen Sozialdienst, Pflege und ärztlichem Personal, bei Einsatz von Pflegeexperten auch die Arbeitsteilung zwischen diesen und den jeweiligen Bezugspflegenden),

- ggf. Verfahrensregelungen in der Kooperation mit Einrichtungen oder anderen kranken-hausexternen Stellen, die regelmäßig in das Entlassungsmanagement eingebunden sind.

Angesprochen ist damit letztlich eine schriftliche Konzeption, die so klar und konkret aus-gestaltet ist, dass alle beteiligten Kooperationspartner über die vorgesehenen Prozesse und die Aufgabenverteilung informiert sind. Sie ist besonders wichtig, weil sich die Klärung der Arbeitsteilung zwischen Pflege und Krankenhaus-Sozialdiensten häufig als schwer lösbares Problem darstellt (Seelhorst 2003). Durchdachte und explizite Regeln zu Zuständigkeiten und Verfahrensabläufen helfen, dieses Problem zu lösen (Ullrich und Mayer-Aberle 2004, Brandt 2005, Richter 2005). Wie wichtig klare Verfahrensregelungen sind, zeigt auch eine Befragung von Ärzten und Pflegekräften im Zusammenhang mit der DRG-Einführung. Viele der Befragten wiesen darauf hin, dass sie ein „individuelles", d. h. nach eigenen Methoden ausgerichtetes Entlassungsmanagement durchführen würden (Galatsch et al. 2007).

In Bezug auf die Frage der Verfahrensregelungen erscheint eine Bewertung der Studienlage anhand von Evidenzstufen ebenso wie im Falle des Grundverständnisses von Entlassungs-management nicht sinnvoll. Streng genommen basiert die Aussage, dass Verfahrensregelun-gen erforderlich sind und worauf sie sich beziehen sollten, auf Expertenmeinungen und den Schlussfolgerungen deskriptiver Studien, die Probleme und Defizite bei der Krankenhaus-entlassung aufzeigen. Hinzuweisen ist ferner auf Guidelines in anderen Ländern, die häufig auf die Notwendigkeit schriftlich fixierter Handlungskonzepte verweisen und selbst bestimmte Verfahrensvorgaben definieren (vgl. Queensland Government und Queensland Health 1998, Health & Social Care Joint Unit and Change Agents Team 2003, The Health Boards Executive 2003, Zwicker und Picariello 2003, Department of Health and Human Services und Centers for Medicare & Medicaid Services 2007, Center for Medicaid and State Operations und Survey & Certification Group 2008). Eine Forderung nach Studien, die der Frage nach den Effekten von Konzepten des Entlassungsmanagements mit und ohne klare Verfahrenregelungen nachge-hen, wäre jedoch eher abwegig.

3.5.3 Qualifikationsanforderungen

In der Literatur werden die Qualifikationen, die für das pflegerische Entlassungsmanagement erforderlich sind, zwar häufig, aber zumeist auf einer recht allgemeinen Ebene thematisiert. Die relevanten Kernkompetenzen stehen in direktem Zusammenhang mit den zentralen Kon-zeptbausteinen des pflegerischen Entlassungsmanagements (vgl. auch Knelange und Schie-ron 2001, Nestler et al. 2001, Nothdurft 2008).

Als besonders wichtig gelten daher pflegediagnostische Kompetenz (Assessment) und kom-munikative bzw. soziale und pädagogische Kompetenz (Information, Beratung, Schulung/ Anleitung) (vgl. z. B. Armitage und Kavanagh 1996a, Holloway 1996, Anthony und Hudson-

Barr 1998). Als wichtig gelten ferner Kenntnisse über Felder der gesundheitlichen Versorgung jenseits des Krankenhauses, um Handlungsmöglichkeiten und -grenzen derjenigen Akteure berücksichtigen zu können, die wesentliche Versorgungsaufgaben im Anschluss an die Entlassung übernehmen (z. B. Fritsch de Bruyn und Cunningham 1990, Fenerty 1993). Dies betrifft insbesondere die häusliche bzw. ambulante Versorgung (Lowenstein und Hoff 1994, Jones et al. 1995, Reed und Morgan 1999), aber auch andere Versorgungsformen wie die stationäre Langzeitpflege oder stationäre Hospize. Gute Kenntnisse des Gesundheitssystems und darüber hinaus des Systems sozialer Hilfen sowie sozialrechtliche Kenntnisse (Ansprüche auf Versicherungsleistungen) und auch eine gute Kenntnis des regionalen Leistungsangebots sind ebenfalls unerlässlich (Campbell et al. 1998, Hedges et al. 1998, Spiller 2005).

Die Funktionen des Entlassungsmanagements erfordern also vergleichsweise umfangreiche Kenntnisse und Kompetenzen, so dass nicht davon auszugehen ist, dass eine Qualifizierung im Rahmen herkömmlicher Pflegeausbildungen ausreichend ist. Bowles et al. (2003) identifizierten im Rahmen einer qualitativen Studie mangelndes Wissen über das Entlassungsmanagement bei allen drei primär beteiligten Berufsgruppen (Pflegekräfte, Sozialarbeiter und Ärzte). Die Untersuchungsergebnisse offenbarten abweichende Beurteilungskriterien und allgemeine Defizite des Kenntnisstandes. Besonders ausgeprägt waren Defizite bei der Feststellung des Bedarfs der Patienten. Dies gilt vor allem für Situationen, in denen Patienten kein auffälliges Erscheinungsbild zeigen, von sich aus kein Bedürfnis nach Unterstützung äußern, eher skeptisch auf Hilfeangebote reagieren oder eine geistige Beeinträchtigung hinter einer Fassade verbergen. Begünstigt werden Fehleinschätzungen zudem durch hohe Arbeitsbelastung, häufigen Personalwechsel, Zeitknappheit und den Druck, Patienten frühzeitig zu entlassen (Bowles et al. 2003; vgl. auch Sieger und Kunstmann 2003, Olschewski et al. 2004). Eine deutsche Interventionsstudie zur Pflegeüberleitung (Spiller und Gittler-Hebestreit 2005) dokumentiert als ein Teilergebnis ebenfalls, dass bei Pflegenden häufig Unsicherheiten im initialen Assessment existieren und dementsprechend zielgerichtete Qualifizierungsmaßnahmen erforderlich sind.

Erfahrungen aus Studien in Deutschland zeigen ferner, dass das Bewusstsein für Fragen des Entlassungsmanagements im Krankenhaus häufig noch zu schwach ausgebildet ist. Dies betrifft auch und besonders das Verständnis für die Arbeitsweise und Rahmenbedingungen, die für nachsorgende Einrichtungen charakteristisch sind. Auch in der Pflege gibt es noch zu selten eine Reflexion, welche Auswirkungen eigenes Handeln auf nachsorgende Einrichtungen hat und wie der interne und externe Austausch mit verschiedenen Berufsgruppen gestaltet und weiterentwickelt werden kann (Joosten 1997, Bähr-Heintze et al. 2002, Knese 2003).

Chaboyer et al. (2002) und Watts et al. (2005b) haben jeweils die Frage nach Kenntnissen und Erwartungshaltungen von Pflegekräften auf Intensivstationen bezüglich des Entlassungsprozesses in den Mittelpunkt ihrer Studien gestellt und kommen zu dem Ergebnis, dass die Befragten selbst ihr Wissen auf dem Gebiet der Entlassungsplanung als nicht ausreichend bezeichnen und für sie der Verantwortungsbereich nicht klar definiert zu sein scheint. Beide Forschergruppen sehen die Notwendigkeit einer zielgerichteten Ausbildung von Intensivpflegekräften auf dem Gebiet der Entlassungsplanung. Trotz der weit häufigeren akademischen Qualifikation der Pflegekräfte in anderen Ländern ist also auch hier mit Unsicherheit und Wissensdefiziten zu rechnen, wenn die grundständigen Pflegeausbildungen nicht durch spezifische Qualifizierungsmaßnahmen ergänzt werden, insbesondere bei Patientengruppen mit spezifischen Bedarfslagen (Considine und Brennan 2007).

Die meisten Hinweise der Literatur zur Lösung dieser Frage beziehen sich auf ein Entlassungsmanagement durch Pflegeexperten, d. h. durch Pflegefachkräfte, die im Rahmen besonderer Organisationsformen (z. B. Stabstellen oder Abteilungen für pflegerisches Entlassungsmanagement) explizit und zumeist stationsübergreifend für das Entlassungsmanagement zuständig sind („comprehensive discharge planning", Kennedy et al. 1987, Naylor et al. 1999). Diese Pflegeexperten verfügen meist über eine akademische Ausbildung, mitunter über einen Bachelor-, häufiger jedoch über einen Master-Abschluss (Guttman et al. 2004, Naylor et al. 2004, Grundböck et al. 2005, Huang und Liang 2005, Foust 2007). Wird das Entlassungsmanagement beispielsweise mit Aufgaben der konsiliarischen Beratung oder internen Funktionen der fallbezogenen Koordination und Prozessüberwachung (Krankenhaus-Case-Management) verknüpft, so wird zumeist vom Erfordernis eines Master-Abschlusses ausgegangen. Besondere Kompetenzen im Bereich der Beratung von anderen Pflegekräften und Berufsgruppen und zur Übernahme von Koordinationsaufgaben sind hierbei oft kennzeichnend (Buckley-Viertel 2001: 45ff). Master-Abschlüsse stehen auch dort im Vordergrund, wo ein Entlassungsmanagement durch Pflegeexperten besondere Leistungen vorsieht und/oder auf bestimmte Patientengruppen zugeschnitten ist (z. B. pädiatrische, psychiatrische oder geriatrische Pflege, vgl. Brooten et al. 1991, Naylor und Shaid 1991, van Fleet und Hughes 1996). Denn Master-Abschlüsse von Pflegestudiengängen in anderen Ländern gehen häufig mit einer Spezialisierung auf die Versorgung bestimmter Patientengruppen, d. h. einer inhaltlichen Spezialisierung einher. Neben der formalen, akademischen Qualifikation wird zum Teil eine mehrjährige Praxiserfahrung vorausgesetzt (vgl. z. B. Naylor et al. 1994, McNamara und Sullivan 1995)[10].

Vergleichbare akademische Qualifizierungsstrukturen gibt es in Deutschland bislang nicht. Pflegeexperten mit akademischer Qualifikation, in anderen Ländern die tragende Säule eines anspruchsvollen Entlassungsmanagements, nehmen in Deutschland zumeist Management oder Ausbildungsfunktionen wahr. Fachliche Spezialisierungen finden sich zumeist auf der Ebene der durch die Bundesländer geregelten Fachweiterbildungen.

---

[10] Einer Studie von Tilus (2002) zufolge hat die Berufserfahrung von Pflegekräften, die mit Aufgaben des Entlassungsmanagements betraut sind, in deren Selbsteinschätzung stärkeren Einfluss auf ihr Wissen und ihre Vorstellungen zur multidisziplinären Kooperation – damit auch mehr Einfluss auf ihr Handeln – als der formale Ausbildungsabschluss.

In Deutschland gibt es bislang noch sehr wenige Fortbildungsangebote im Bereich des pflegerischen Entlassungsmanagements, überwiegend handelt es sich um Fortbildungen für die Pflegeüberleitung. Spiller (2005) hat in einer Studie u. a. eine Recherche nach Qualifizierungsangeboten durchgeführt (Recherche in Pflegefachzeitschriften). Er konstatiert eine noch schwach entwickelte und heterogene Fortbildungslandschaft. Dies zeigt sich etwa an den verschiedenen Bezeichnungen der Angebote, der Gestaltung von Prüfungsleistungen und den Kosten bzw. Finanzierungsformen. Es existieren auch keine bundeseinheitlichen Empfehlungen dazu, welche Themen in welchem Umfang vermittelt werden sollten.

Einige ausländische Publikationen verweisen ebenfalls auf Fortbildungsprogramme, die allerdings einen sehr unterschiedlichen Umfang aufweisen (z. B. zweitägiges oder zweimonatiges Trainingsprogramm) (Dai et al. 2003, Guttman et al. 2004, Naylor et al. 2004). Die Inhalte der Qualifizierungsangebote lassen sich aus den zumeist sehr knappen Darstellungen in den Publikationen nur vage erschließen. Zu berücksichtigen ist auch, dass es sich zum Teil um besondere, im Rahmen von wissenschaftlichen Evaluationsstudien durchgeführte Qualifizierungsmaßnahmen handelt.

Nur selten finden sich in der Literatur Ausführungen zu spezifischen Qualifikationsanforderungen oder Qualifizierungsmaßnahmen bei Modellen, bei denen das Entlassungsmanagement durch Bezugspflegekräfte der Krankenhausstationen durchgeführt wird. In anderen Ländern handelt es sich dabei zum Teil ebenfalls um Mitarbeiter mit einem Hochschulabschluss (Bachelor), zumindest aber um Pflegekräfte mit staatlich anerkanntem Abschluss und wenigstens dreijähriger Ausbildungsdauer, die noch am ehesten mit Ausbildungsabschlüssen in Deutschland zu vergleichen sind. Da solche Organisationsmodelle im Grundsatz jedoch vom gleichen Verständnis und einem vergleichbaren Aufgabenprofil ausgehen, dürften auch keine wesentlichen Unterschiede bei den benötigten fachlichen Kernkompetenzen existieren.

Im Gesamtbild lässt sich feststellen, dass pflegerisches Entlassungsmanagement ein breites Wissen und viele Kompetenzen voraussetzt, die in herkömmlichen Pflegeausbildungen nur schwach gewichtet werden. Aufgrund zahlreicher Expertenaussagen und einiger deskriptiver Studien ist davon auszugehen, dass pflegerisches Entlassungsmanagement eine spezifische, auf die Anforderungen dieses Aufgabenfeldes zugeschnittene Qualifizierung erfordert.

3.6 Organisationsmodelle

Pflegerisches Entlassungsmanagement kann im Rahmen mehrerer Organisationsmodelle durchgeführt werden, in denen die einzelnen Aufgaben unterschiedlichen Personen zugeordnet und ggf. mit anderen Aufgaben verknüpft sind. Insofern stellt sich die Frage, ob es Organisationsformen gibt, die sich in ihrer Wirksamkeit von anderen Organisationsformen positiv abheben. Grundsätzlich sind die Modelle danach zu unterscheiden, ob der Einsatz von Pflege-experten mit besonderer Verantwortung für das pflegerische Entlassungsmanagement vorge-sehen ist oder ob es durch Pflegekräfte der Stationen durchgeführt werden soll.

3.6.1 Entlassungsmanagement durch Pflegeexperten

Charakteristisch für die meisten Modelle, über die in der Literatur berichtet wird, ist die Über-nahme der Koordinationsverantwortung für den Prozess der Überleitung durch spezialisierte Pflegefachkräfte. Sie verfügen i.d.R. über eine besondere fachliche Qualifikation. Das Ent-lassungsmanagement stellt entweder die einzige oder doch zumindest einen wesentlichen Bestandteil ihrer beruflichen Aufgaben dar. Häufig existiert eine enge Kooperation mit den Pflegekräften der Krankenhausstationen. Den Pflegeexperten kommt dabei eine Steuerungs- und Koordinationsfunktion zu, während die Mitarbeiter der Stationen in Abstimmung mit die-sen einzelne Aufgaben des Entlassungsmanagements übernehmen. Dazu gehören vor allem das Assessment und die individuelle Anleitung von Patienten und Angehörigen (Blaylock und Cason 1992, Pray und Hoff 1992, Anthony und Hudson-Barr 1998, Armitage und Kavanagh 1998, Bakewell-Sachs et al. 2000, Dai et al. 2003).

Viele der Modelle, bei denen eine spezialisierte Pflegefachkraft die Verantwortung für die Über-leitung übernimmt, werden mit dem Begriff *Liaison Nursing* bezeichnet, der die Funktion der Pflegeexperten als Bindeglied zwischen Krankenhaus und anderen Versorgungsbereichen hervorhebt (Cassetta 1993, Mitchel et al. 1993, Kirker et al. 1995, Dukkers et al. 1999, Hof-meyer und Clare 1999, Cunningham et al. 2003). Die Liaison Nurse (LN), die im anglo-ame-rikanischen Raum über eine akademische Qualifikation verfügt (i. d. R. Master-Abschluss), kann im Krankenhaus, aber auch in der ambulanten Versorgung angesiedelt sein (Marot 1993, Armitage und Kavanagh 1996b, Smith 1996, van Fleet und Hughes 1996, Dukkers et al. 1999). Vergleichbare Modelle finden sich auch in Deutschland: Die inzwischen in mehreren Kranken-häusern etablierten Stellen für Pflegeüberleitung weisen viele Gemeinsamkeiten mit Liaison Nursing auf (Liedtke und Wanjura 1990, Hartisch 1993, DBfK 1995, Pötzl 1996, Joosten 1997, Krause 2000). Vereinzelt wurden auch in Deutschland Formen der Pflegeüberleitung durch außerhalb des Krankenhauses angesiedelte Stellen erprobt (vgl. Schaeffer und Moers 1994, Domscheit und Wingenfeld 1996).

Schwer abzugrenzen von Liaison Nursing sind Modelle, in denen *Clinical Nurse Specialists* (CNS) zentrale Funktionen des Entlassungsmanagements wahrnehmen (Kennedy et al. 1987, Gift 1992, Nolan 1992, Schneider 1992, Naylor et al. 1994, Jones et al. 1995, Conger 1996). Unterschiede liegen vor allem darin, dass das Entlassungsmanagement keineswegs immer im Zentrum der beruflichen Aufgaben steht. CNS sind spezialisiert auf die Versorgung bestimm-ter Patientengruppen und nehmen verschiedene Aufgaben des Assessments und der Versor-gungsplanung sowie der Beratung und Supervision anderer Pflegekräfte, Berufsgruppen oder

Einrichtungen wahr. Die Unterschiede bleiben allerdings, zumindest was den englischsprachigen Raum angeht, graduell. LN und CNS verfügen dort gleichermaßen über spezifische Fachqualifikationen, etwa im Bereich der pädiatrischen, psychiatrischen oder geriatrischen Pflege (Brooten et al. 1991, Naylor und Shaid 1991, van Fleet und Hughes 1996). Auch LN nehmen Beratungsaufgaben in der Kooperation mit anderen professionellen Helfern wahr, weshalb auch die Bezeichnung „Consultation Liaison Nurse" Verwendung findet (Price 1995, Shahinpour et al. 1995).

Case Management stellt, sofern im Kontext der Patientenüberleitung eingesetzt, eine weitere von Pflegeexperten getragene Variante des Entlassungsmanagements dar (Crummette und Boatwright 1991, Williams et al. 1993, Bell 1994, McGinley et al. 1996, Bayard et al. 1997, Browne und Biancolillo 1997, Hogan 1997, Warren et al. 2003, Steeman et al. 2006). Auch hier treten erhebliche Abgrenzungsprobleme auf, was u. a. darauf zurückzuführen ist, dass der Begriff Case Management sehr unterschiedlich definiert wird (vgl. Ewers und Schaeffer 2000). Graduelle Unterschiede zu den oben vorgestellten Modellen liegen in einer stärkeren Akzentuierung von Steuerungsverantwortung für die Versorgung *während* des Krankenhausaufenthaltes sowie darin, dass Nursing Case Management häufiger als andere Ansätze mit klinischen Versorgungspfaden verknüpft ist (Rozell und Newman 1994, Lee 1996, Forsyth et al. 1998, Zander 2000).

Seit Ende der 1980er Jahre haben in den Vereinigten Staaten zunehmend *Transitional-Care-Modelle* an Aufmerksamkeit gewonnen. In Ergänzung zu einer geregelten Entlassungsvorbereitung erfolgt hier eine zeitlich begrenzte Unterstützung nach der Krankenhausentlassung in der häuslichen Umgebung. Beide Aufgaben werden durch Pflegeexperten mit akademischer Qualifikation wahrgenommen (Master-Abschluss: *Advanced Practice Nurses* bzw. CNS). Transitional-Care-Modelle weisen für die Zeit nach der Entlassung drei Arbeitsschwerpunkte auf: 1) fortlaufendes Assessment und Monitoring, um sich anbahnende krisenhafte Entwicklungen frühzeitig zu erkennen und abzuwenden, 2) die Vermittlung und Koordination weitergehender Leistungen und schließlich 3) Beratung und Edukation in der häuslichen Umgebung (Brooten 1995, Brooten und Naylor 1999). Dabei nimmt der zuletzt genannte Aufgabenbereich den größten Teil aller poststationär durchgeführten Interventionen ein. Transitional-Care-Modelle sehen sowohl Hausbesuche als auch eine kontinuierliche telefonische Erreichbarkeit vor. Sie ermöglichen eine zielgerichtete Beratung zur *direkten* Unterstützung bei der Bewältigungsarbeit von Patienten und Angehörigen in der häuslichen Umgebung, die mit anderen Formen des Entlassungsmanagements nicht zu leisten ist.

Über die erste Erprobung eines Transitional-Care-Modells (bei Säuglingen mit extrem niedrigen Geburtsgewicht) wurde Mitte der 1980er Jahre berichtet (Brooten et al. 1986). In der Folgezeit wurde das Modell auch bei anderen Patientengruppen erprobt (Brooten et al. 1994, York et al. 1997), einschließlich Patienten in höherem Alter (Naylor 1990a, Naylor et al. 1999, Bixby et al. 2000). Die erfolgreiche Umsetzung wurde als Durchbruch auf der Ebene der Versorgungspraxis und aufgrund der methodisch anspruchsvollen Evaluation (überwiegend randomisierte kontrollierte Studien) als Meilenstein der Pflegeforschung bewertet (Donaldson 2000). Ähnliche, zum Teil stärker multidisziplinär ausgerichtete Modelle sind auch im deutschsprachigen Raum erprobt worden (Sommerfeldt et al. 1992, Nikolaus et al. 1995, Dahlhaus 1996, Dörig 1997, Schmitt und Neßhöver 1997, Trabant et al. 2000, Brüggemann et al. 2002), größtenteils allerdings ohne vergleichbare Evaluationsforschung. Die Grenzen zu anspruchsvollen Nachsorgekonzepten, wie sie insbesondere in der psychiatrischen Versorgung und Rehabilitation vorzufinden sind (z. B. Böhm 1992, Schmidt et al. 2005 und 2006; Gräsel et al. 2005 und 2006), sind fließend.

Modelle, die sich auf den Einsatz von Pflegeexperten stützen, waren Gegenstand einer ganzen Reihe von Studien und Erfahrungsberichten, die sich u. a. mit Effekten auf den gesundheitlichen Status der Patienten, die Zufriedenheit von Patienten und Angehörigen, Verweildauer, Rehospitalisierungen, Effizienz oder die Kommunikation und Zusammenarbeit von Versorgungseinrichtungen beschäftigen. Abgesehen von Erfahrungsberichten[11] (Liedtke und Wanjura 1990, Dahlhaus 1996, Graser und Berg 1997, Hüning et al. 2000, Krause 2000, Städtisches Krankenhaus München-Neuperlach 2001) finden sich Fallstudien (Crummette und Boatwright 1991, Steele und Sterling 1992, Price 1995, Browne und Biancolillo 1997, Hogan 1997, Bixby et al. 2000), leitfadengestützte und standardisierte Befragungen von Patienten, Angehörigen und professionellen Akteuren (Williams et al. 1993, Graser und Berg 1997, Hall-Smith et al. 1997, Hofmeyer und Clare 1999), deskriptive und einfache Fall-Kontroll-Studien (Liedtke 1992, Sommerfeldt et al. 1992, Phillips 1993, Haddock 1994, Schaeffer und Moers 1994, Kirker et al. 1995, Carter und MacInnes 1996, Joosten 1997, Peters et al. 1997, Forsyth et al. 1998, Höhmann et al. 1998, Arts et al. 2000, PIKN 2000)[12] bis hin zu mehreren randomisierten kontrollierten Studien (Brooten et al. 1986, Kennedy et al. 1987, Naylor 1990a, Brooten et al. 1994, Naylor et al. 1994, Nikolaus et al. 1995, Runciman et al. 1996, Weinberger et al. 1996, York et al. 1997, Rawl et al. 1998, Naylor et al. 1999)[13].

Relativ am besten belegt (durch mehrere RCTs) sind Ergebnisse des Einsatzes von Transitional-Care-Modellen. Huang und Liang (2005, Taiwan) berichten über eine randomisierte kontrollierte Studie zu einem Transitional-Care-Modell für Patienten im Alter ab 65 Jahren, die durch einen Sturz eine hüftnahe Fraktur erlitten haben (**Evidenzlevel 1**). 70 Patienten wurden der Interventionsgruppe, 71 Patienten der Kontrollgruppe zugewiesen. Die Intervention umfasste je Patient den Zeitraum von der Aufnahme bis drei Monate nach der Krankenhausentlassung. Die Entlassungsplanung wurde von einer gerontologischen Pflegekraft mit Master-Qualifika-

---

[11] Mit Erfahrungsberichten sind an dieser Stelle auch Literaturbeiträge gemeint, die sich zwar auf Datenmaterial stützen, aber nicht auf einer Studie mit klar definiertem methodischem Design beruhen.

[12] Einschließlich Evaluationsstudien ohne experimentelles Design.

[13] Der Vollständigkeit halber sei auf Evaluationsstudien in Form von RCTs hingewiesen, bei denen weniger das pflegerische Entlassungsmanagement als andere, oftmals multidisziplinär ausgerichtete Interventionen im Vordergrund standen. Häufig stammen sie aus dem Bereich der geriatrischen Versorgung (zur Übersicht vgl. Parkes und Shepperd 2002).

tion und siebenjähriger Praxiserfahrung in der Pflege älterer Menschen durchgeführt. Die erste Visite der Pflegekraft erfolgte innerhalb von 48 Stunden nach der Krankenhauseinweisung des Patienten. Es folgten weitere regelmäßige Visiten im zeitlichen Abstand von maximal 48 Stunden während des stationären Aufenthaltes sowie eine Hausvisite drei bis sieben Tage nach der Entlassung. Die Pflegekraft war für den Patienten nach der Entlassung weiterhin telefonisch erreichbar. Die Studie kommt zu dem Ergebnis, dass der durchschnittliche Krankenhausaufenthalt in der Interventionsgruppe um 1,9 Tage kürzer war als in der Kontrollgruppe, die die herkömmliche Entlassungsplanung erhielt. Nach drei Monaten waren in der Interventionsgruppe weniger Rehospitalisierungen und weniger Todesfälle zu verzeichnen als in der konventionellen Gruppe. Die Selbständigkeit bei der Durchführung von Alltagsaktivitäten und die Lebensqualität insgesamt wurden in der Interventionsgruppe besser bewertet. Ein erneuter Sturz der Patienten wurde in beiden Gruppen allerdings gleich häufig beobachtet.

Andere randomisierte kontrollierte Studien neueren Datums dokumentieren ebenfalls signifikante Effekte des Entlassungsmanagements in Form der Übergangsversorgung. Harrison et al. (2002), Naylor et al. (2004) und Coleman et al. (2006) berichten von einer Reduktion der Rehospitalisierungsraten bzw. der mehrfach aufeinander folgenden Notaufnahmen der Patienten in der jeweiligen Interventionsgruppe. Harrison et al. (2002) konnten außerdem eine Verbesserung der Lebensqualität in der Interventionsgruppe feststellen. Eine signifikante Verringerung der Krankheitskosten zeigte das Ergebnis der Studie von Naylor et al. (2004). Crotty et al. (2005) resümieren als Ergebnis ihrer Untersuchung, dass die Zeit des stationären Aufenthaltes im Krankenhaus durch das Konzept der Übergangsversorgung verkürzt wurde, sich die Wartezeit auf einen Platz in einer Einrichtung für Langzeitpflege jedoch verlängerte. Allen diesen Studien ist das **Evidenzlevel 1** zuzuordnen.

Die neueren RCTs bestätigen damit die bereits mit früheren Studien belegte Wirksamkeit des pflegerischen Entlassungsmanagements in Form von Transitional-Care-Modellen (Brooten et al. 1986, Naylor 1990a, Brooten et al. 1994, Nikolaus et al. 1995, Runciman et al. 1996, York et al. 1997, Rawl et al. 1998, Naylor et al. 1999)[14]. Insbesondere die signifikante Reduzierung der Anzahl von Wiederaufnahmen in das Krankenhaus, die fast alle der Studien nachgewiesen haben, kann als Hinweis auf eine wirksame Unterstützung der Patienten und Angehörigen bei der Bewältigung des Übergangs in die häusliche Versorgung gewertet werden. Diese Einschätzung wird dadurch, dass das Modell hauptsächlich bei älteren Patienten im Alter ab 65 Jahren, Neugeborenen und Frauen mit Risikoschwangerschaften oder Geburtskomplikationen erprobt wurde, nur wenig relativiert.

Die im vorliegenden Zusammenhang berücksichtigten Transitional-Care-Modelle weisen zwei charakteristische Komponenten auf: Entlassungsmanagement und eine zeitlich begrenzte Unterstützung in der Zeit nach der Krankenhausentlassung („discharge planning" plus „Follow-

---

[14] Hinzu kommen multidisziplinär ausgerichtete Konzepte der Übergangsversorgung, die vor allem in der geriatrischen Versorgung verbreitet sind, vgl. z. B. Caplan et al. 2004.

up-care"). Es gibt andere Formen der vom Krankenhaus organisierten Übergangsversorgung, die in der Verantwortung der Pflege liegen und in denen Fragen des Entlassungsmanagements eine wichtige Rolle spielen, die aber nicht mit Konzepten des Entlassungsmanagements vergleichbar sind. Studien zu solchen Organisationsmodellen blieben im Rahmen der Literaturanalyse außer Betracht. Griffiths (2002) beispielsweise hat mit einer schriftlichen Befragung die Multidisziplinarität auf pflegegeleiteten Überleitungsstationen für Krankenhauspatienten in der postakuten Phase untersucht. Diese Patienten sind nicht mehr auf medizinische Therapie oder Diagnostik, aber auf stationäre pflegerische Versorgung angewiesen. Wiles et al. (2003) untersuchten die pflegerische Versorgung aus der Patienten- und Angehörigensicht auf einer von Pflegekräften geleiteten Krankenhausstation, wo die Versorgung ebenfalls nicht primär medizinisch, sondern pflegerisch und allgemein gesundheitlich ausgerichtet ist. Edukative und ressourcenfördernde Maßnahmen (rehabilitativ orientierte Pflege) nehmen dementsprechend eine wichtige Funktion im Versorgungsalltag ein. Diese Studie bezieht sich also ebenfalls auf einen besonderen Typus stationärer Übergangsversorgung, der nicht als Konzept des pflegerischen Entlassungsmanagements bezeichnet werden kann[15].

Andere Modelle, die auf dem Einsatz von Pflegeexperten beruhen, sind nur vereinzelt durch RCTs evaluiert worden (z. B. CNS: Kennedy et al. 1987, Naylor et al. 1994). Hier dominieren andere Vorgehensweisen:

Dai et al. (2003) haben in einer Vorher-Nachher-Studie mit zwei Patientengruppen die Effektivität des Einsatzes von Pflegeexperten in einem Lehrkrankenhaus in Taiwan untersucht (**Evidenzlevel 2**). In den ersten 12 Monaten wurden Kraniotomie und Schlaganfall-Patienten für die Kontrollgruppe rekrutiert, in den folgenden 12 Monaten Patienten mit der gleichen Diagnose für die Interventionsgruppe. Patienten mit einem erhöhten Risiko poststationärer Probleme wurden bevorzugt in das Projekt aufgenommen. In beiden Gruppen wurde innerhalb von 24 Stunden vor und 48 Stunden nach der Krankenhauseinweisung eine Einschätzung ihrer Selbständigkeit (ADL) und weiterer Aspekte durchgeführt (u. a. Rehospitalisierung, Übergang in ein Heim, Zufriedenheit). In der Kontrollgruppe erhielten die Patienten keine Unterstützung durch ein pflegerisches Entlassungsmanagement, sondern lediglich die Routineversorgung. Im zweiten Jahr wurden zwei spezialisierte Pflegekräfte (einer Rehabilitationsstation und einer neurochirurgischen Station) mit der Entlassungsplanung der Patienten beauftragt. Dieses umfasste ein umfassendes Assessment, einen Entlassungsplan, Instruktionen vor der Entlassung, Pflegekoordination und -monitoring, die Mobilisierung von Diensten, von Hilfsmitteln sowie informellen Helfern. Aufgrund knapper Personalressourcen haben die Pflegeexperten

---

[15] Noch größere Unterschiede zeigen sich bei Formen der Übergangsversorgung bei krankenhausinternen Patientenverlegungen. Beard (2005) hat in einem Review untersucht, ob eine Übergangsversorgung zwischen Intensivstationen und allgemeinen Krankenhausstationen den Stress des Transfers auf Seiten des Patienten senken kann. In einer Übersichtsarbeit von Chaboyer et al. (2005) stehen ebenfalls Konzepte für die Verlegung von einer Intensivstation im Mittelpunkt des Interesses. Die Autoren stellen fest, dass die Anwendung von Konzepten und einschlägigen Methoden der Überleitung in der Intensivpflege eher eine Ausnahme darstellt.

den Pflegekräften auf der Station die Aufgabe übertragen, die Patienten und deren Angehörige mit Instruktionen, Koordination von Diensten und der Beschaffung von Hilfsmitteln zu unterstützen. Sie selbst übernahmen das Assessment, die Entwicklung eines Maßnahmenplans, das Monitoring und die Beschaffung von sozialer Unterstützung. Sie behielten mit anderen Worten die Steuerungsverantwortung. Dai et al. (2003) kommen zu dem Ergebnis, dass in der Gruppe der Schlaganfall-Patienten die Verweildauer im Krankenhaus in der Interventionsgruppe kürzer war als in der Kontrollgruppe. Bei den Kraniotomie-Patienten war die Zahl der ungeplanten Rehospitalisierungen in der Interventionsgruppe geringer als in der Kontrollgruppe. Hinsichtlich der anderen erhobenen Parameter gab es keinen Unterschied zwischen den Kontroll- und Interventionsgruppen.

In einer weiteren Vorher-Nachher-Studie (Guttman et al. 2004, **Evidenzlevel 2**) wurde ein Entlassungsmanagement für Patienten im Alter ab 75 Jahren aus der Notaufnahme eines Krankenhauses in Quebec/Kanada untersucht. In der Phase vor der Intervention wurden 905 Patienten als Kontrollgruppe rekrutiert. Weitere 819 Patienten wurden für die Interventionsgruppe rekrutiert und von einem „nurse discharge plan coordinator" unterstützt. In der Kontrollgruppe erhielten die Patienten die routinemäßig vorgesehene Entlassungsplanung, welche die verbale Erläuterung der Diagnose und des Behandlungsplans umfasste. Bei Patienten, die ambulante Unterstützungsressourcen nach der Entlassung benötigten, wurde zusätzlich in schriftlicher oder verbaler Form Kontakt zu der ambulanten Versorgungsstelle aufgenommen. Vorgedruckte Entlassungsinstruktionen wurden nicht routinemäßig verwendet. Unkomplizierte Entlassungen wurden vom Arzt der Notaufnahme und der „primary nurse" gemanagt, bei komplexeren Problemen wurden ein Sozialarbeiter, ein „geriatric clinical nurse specialist" oder ein „clinical nurse specialist" mit Expertise in der Entlassungsplanung bedarfsweise hinzugezogen. Die Patienten in der Interventionsgruppe erhielten ein umfassendes individuelles Entlassungsmanagement durch drei „nurse discharge plan coordinators" (NDPC). Die Intervention umfasste Patientenschulungen, Terminkoordination, ein telefonisches Follow-up und die Möglichkeit, bis zu sieben Tage poststationär Kontakt zu der NDPC aufzunehmen. Die Ergebnisse der Untersuchung zeigen, dass die Zahl der ungeplanten Wiederaufnahmen bis zum 8. Tag in der Interventionsgruppe um 27% und bis zum 14. Tag um 19% reduziert werden konnte. Zudem konnten eine signifikante Verbesserung der Zufriedenheit mit der Klarheit von Informationen zur Entlassung und dem wahrgenommenen Wohlbefinden festgestellt werden.

Eine deutsche Studie zur Untersuchung von Ergebnissen des Entlassungsmanagements aus Patientensicht (Wingenfeld et al. 2007b, **Evidenzlevel 3**) bezog insgesamt 13 Krankenhäuser mit einer Stelle für Pflegeüberleitung ein. Die Untersuchung wurde in Form einer schriftlichen Befragung der Patienten und Angehörigen und einer ergänzenden Erhebung von allgemeinen Patienteninformationen durchgeführt. Von den ausgegebenen Fragebögen wurden 294 zurückgeschickt (Rücklaufquote: 59%). Die Beurteilung der Pflegeüberleitung durch die Patienten und Angehörigen fiel in allen Krankenhäusern ausgesprochen positiv aus. Dies betrifft organisatorische Aspekte ebenso wie die Qualität von Information und Beratung. Lediglich zwei der knapp 300 Befragten hielten die geleistete Unterstützung für mangelhaft oder ungenügend. Die große Mehrheit der Befragten meinte außerdem, nach der Entlassung die Gesamtheit oder den größten Teil der Unterstützung erhalten zu haben, die sie benötigten. Der einzige optimierungsbedürftige Teilbereich des pflegerischen Entlassungsmanagements besteht den Untersuchungsergebnissen zufolge in der pflegerischen Anleitung und Beratung im Umgang mit praktischen Problemen, die im Rahmen der häuslichen Versorgung auftreten.

Verschiedene Studien beziehen sich zwar auf den Einsatz von qualifizierten Pflegeexperten, beschäftigen sich aber zumeist zumeist mit Teilaspekten des Entlassungsmanagements (Hegney et al. 2002, Chang et al. 2003, Guttman et al. 2004) oder organisatorischen Sonderformen (Golding und Mitchell 2002, Steeman et al. 2006). Darunter befinden sich auch Studien, die auf Mitarbeiterbefragungen beruhen und die These stützen, dass das Entlassungsmanagement sinnvollerweise von zentralen, spezialisierten Stellen durchgeführt werden sollte (Dunnion und Kelly 2005).

Payne et al. (2002) sind in einem systematischen Review ebenfalls der Frage nachgegangen, ob sich durch „Schlüsselpersonen" (key workers) der Transfer von Patienteninformationen zwischen Krankenhaus und ambulantem Sektor verbessern lässt. Es wurden Publikationen in englischer Sprache aus Ländern mit vergleichbaren Gesundheitssystemen aus den Jahren 1994 bis 2000 gesichtet. Publikationen aus den USA blieben ausgeschlossen. In die Analyse gingen insgesamt 53 Studien ein, bei denen es sich in überwiegender Zahl um qualitative Studien handelt oder eine Kombination aus qualitativem und quantitativem Design. Payne et al. weisen darauf hin, dass viele Studien die Bedeutung einer Schlüsselperson im Entlassungsprozess („discharge coordinator", „liaison practitioner", „liaison nurse", „link nurse") hervorheben. Die von ihnen gesichteten Studien zeigen, dass die Präsenz einer Schlüsselperson, die zugleich Ansprechpartner für die Mitarbeiter des Krankenhauses und für Mitarbeiter im ambulanten Sektor ist, die Entlassungsplanung und die Koordination von Dienstleistungen verbessert. Selbst in unkomplizierten Fällen, in denen die Schlüsselperson nicht unmittelbar involviert war, konnte eine Verbesserung des Prozesses nachgewiesen werden. Richtlinien für die Entlassungsplanung und speziell qualifizierte Entlassungsplaner können den Untersuchungsergebnissen zufolge die Kommunikation verbessern, die Zufriedenheit der Patienten mit den angebotenen Dienstleistungen erhöhen, die allgemeine Zufriedenheit von Patienten und Angehörigen sowie andere „weiche" Outcomes steigern.

Im Gesamtbild zeigen Modelle auf der Grundlage des Einsatzes von Pflegeexperten überzeugende Ergebnisse. Einige methodische Aspekte müssen allerdings berücksichtigt werden. Als Kontrollgruppen bei den RCTs wurden Patienten gewählt, bei denen das Entlassungsmanagement in „üblicher" Art und Weise erfolgte. Es bleibt bei den meisten Studien weitgehend unklar, was dies bedeutet, und stellt auch die Vergleichbarkeit der Ergebnisse in Frage, da das „übliche" Entlassungsmanagement in den jeweils beteiligten Einrichtungen erheblich voneinander abweichen kann. Eine zweite Frage betrifft Transitional-Care-Modelle und hier die

Unklarheit, inwieweit gemessene positive Effekte auf die planvolle Entlassungsvorbereitung oder die poststationären Interventionen zurückzuführen sind, die beide genuiner Bestandteil von Transitional-Care-Modellen sind. Diese Unklarheit war für den Ausschluss einiger der oben angeführten Untersuchungen aus dem betreffenden Cochrane Review zur Wirksamkeit von Entlassungsmanagement ausschlaggebend (Parkes und Shepperd 2002, Shepperd et al. 2004). Die Cochrane-Studie weist, wenngleich sie nicht auf Modelle des pflegerischen Entlassungsmanagements beschränkt und daher für die Fragestellung der vorliegenden Literaturanalyse nur bedingt nutzbar ist, außerdem auf weitere Fragen hin, die sich mit der Anwendung von Kriterien wissenschaftlicher Evidenz auf komplexe Interventionen bzw. Modelle verbinden (abweichende Kontextbedingungen, begrenzte Möglichkeiten zur Kontrolle intervenierender Variablen, s.o. – vgl. auch Closs und Tierney 1993, French 1999). Die Vielzahl der jeweiligen Besonderheiten und Kontextbedingungen eines Modells beeinträchtigen die Vergleichbarkeit von Evaluationsergebnissen weit stärker, als es bei singulären medizinischen oder pflegerischen Interventionen der Fall ist.

Zu berücksichtigen ist außerdem, dass kontrollierte Studien in Deutschland bis auf sehr wenige Ausnahmen fehlen. Da nationale Kontextbedingungen die Resultate erheblich beeinflussen können, bleibt unsicher, ob die Ergebnisse der überwiegend im anglo-amerikanischen Raum erprobten Modelle in gleicher Weise unter den hiesigen Rahmenbedingungen zu erwarten wären. Betroffen sind auch Transitional-Care-Modelle, die den vorliegenden Studien zufolge die überzeugendsten Ergebnisse liefern. Diese Modelle dürften nach wie vor auf Schwierigkeiten mit der ausgeprägten Sektorisierung des deutschen Gesundheitswesen stoßen. Modellprojekte machten die Erfahrung, wie schwierig es ist, auch nur in einem eng begrenzten Rahmen die Grenze zwischen akutstationärer und ambulanter Pflege zu durchbrechen (Brüggemann et al. 2002).

3.6.2 Entlassungsmanagement durch Pflegekräfte der Krankenhausstationen

Modelle des Entlassungsmanagements durch Pflegefachkräfte der Krankenhausstationen werden in der Literatur weit seltener beschrieben als Ansätze, die den Einsatz von Pflegeexperten vorsehen. Es finden sich zahlreiche Diskussionsbeiträge und Studien, die Aufgaben und Methoden des pflegerischen Entlassungsmanagements unabhängig von der Ausdifferenzierung spezialisierter Stellen zum Gegenstand haben, jedoch nur wenige Modellbeschreibungen, die das Procedere des Entlassungsmanagements durch die Stationspflege klar definieren.

Bei den Pflegefachkräften, die für das Entlassungsmanagement verantwortlich sind, handelt es sich in diesem Fall zumeist um die jeweiligen Bezugspflegenden. Kennzeichnend für die Modelle ist in der Regel eine starke Akzentuierung der berufsgruppenübergreifenden Zusammenarbeit, so dass es mitunter schwer fällt zu unterscheiden, ob es sich nicht eher um den Ansatz eines teamförmigen Entlassungsmanagements handelt. Die jeweils zuständigen Pflegefachkräfte sind dann Teil eines multidisziplinären Teams, das alle wesentlichen Schritte des Entlassungsmanagements *gemeinsam* plant und arbeitsteilig, aber in regelmäßiger enger (meist direkter) Abstimmung durchführt (Fenerty 1993, Hill 1993, McGinley et al. 1996, Hurst 1996). Der Pflege kommt hier keine besondere Verantwortung zu, sie übernimmt ebenso wie andere Berufsgruppen die Aufgaben, die ihr bei der individuellen Abstimmung zugeschrieben wurden[16]. Daneben existieren jedoch auch Ansätze, bei denen die Pflegefachkräfte explizit die *Koordinationsverantwortung* für den Gesamtprozess übernehmen (Curry 1991, Moher et al. 1992, Charlesworth und McKenzie 1996, Bull et al. 2000).

Systematisch aufgebaute Evaluationsstudien mit definierten Kriterien zur Messung der Wirksamkeit besitzen Seltenheitswert. Charlesworth und McKenzie (1996) berichten über einen Ansatz, bei dem je Krankenhausstation eine Pflegefachkraft als „primary discharge coordinator" benannt wurde. Sie übernahm fortan die Koordinationsverantwortung für das Entlassungsmanagement bei den Patienten ihrer Station. Aus einer Verringerung der durchschnittlichen Krankenhausverweildauer, die zeitgleich und krankenhausweit einsetzte, und den Ergebnissen einer Mitarbeiterbefragung (höhere Zufriedenheit der beteiligten Berufsgruppen mit der Kooperation, bessere Ergebnisse für die Patienten aus der Sicht des Krankenhauspersonals) wird auf die Wirksamkeit des Ansatzes geschlossen. Es handelt sich hier um eine deskriptive Studie mit schwachem methodischen Design, das auch nur in Teilen nachvollziehbar ist. Darüber hinaus ist zu berücksichtigen, dass die benannten Pflegefachkräfte nicht alleinverantwortlich für das Entlassungsmanagement waren. Vielmehr bestand eine enge Kooperation zu einem „Clinical Nurse Specialist" (CNS) und einem „Nursing Care Coordinator", die beide ebenfalls wesentliche Aufgaben des Entlassungsmanagements übernahmen (u. a. Unterstützung/Beratung des „primary discharge coordinator" bei der Entwicklung, Umsetzung und Überprüfung des Entlassungsplans) (Charlesworth und McKenzie 1996: 103). Streng genommen handelt es sich hier also um ein gemischtes Konzept, in dem auf den Einsatz von Pflegeexperten nicht verzichtet wird (s. auch Maramba et al. 2004).

Bull et al. (2000) evaluierten ein patientenzentriertes Verfahren in Form einer Fall-Kontroll-Studie (**Evidenzlevel 2**). Der Schwerpunkt lag hier in der Fortbildung von Pflegekräften und Sozialarbeitern in der Einschätzung des individuellen Unterstützungsbedarfs von Patienten und Angehörigen, der Verwendung eines von Patienten und/oder Angehörigen auszufüllenden Assessmentbogens, einem strukturierten, mediengestützten Anleitungsprogramms und schriftlichen Informationen über den Zugang zu ambulanten Diensten. Die Ergebnisse zeigen, dass sich mit diesen Maßnahmen Verbesserungen des Entlassungsmanagements erreichen lassen. Verlässliche Auskunft über die Wirksamkeit des Entlassungsmanagements durch Pflegekräfte der Stationen geben sie jedoch nicht, weil die genannten Maßnahmen ebenso gut im Rahmen eines anderen Organisationsmodells durchgeführt werden könnten und zudem

---

[16] Gesondert zu erwähnen sind Ansätze, in denen pflegerische Aufgaben im Rahmen eines von vornherein berufsgruppen- und einrichtungsübergreifend angelegten Koordinationsverfahrens definiert werden (Höhmann et al. 1998, Garbrecht et al. 1999).

unklar bleibt, welche Rolle die Pflegekräfte und Sozialarbeiter in der Studie tatsächlich übernommen haben, denn ein erheblicher Teil der patientenbezogenen Maßnahmen wurde durch ein Mitglied des Projektteams durchgeführt.

Eine aus den USA stammende Untersuchung von Foust (2007) widmete sich explizit dem Entlassungsmanagement durch Bezugspflegekräfte. Es handelte sich um eine qualitative Studie, die sich auf teilnehmende Beobachtung, semistrukturierte Interviews und eine Dokumentenauswertung stützte. Sie bezog sich auf insgesamt acht Pflegekräfte einer chirurgischen Krankenhausabteilung und deckte verschiedene Schwachstellen auf. Ein Austausch über den Entlassungsprozess zwischen den verschiedenen Berufsgruppen fand kaum statt, lediglich in außergewöhnlichen Situationen wurde die Kommunikation mit anderen Gesundheitsprofessionellen gesucht. Die Schulung der Patienten wurde in die alltägliche Pflege integriert, sie stellte keine gesonderte Aktivität dar. Die einzige separate Schulungseinheit bestand darin, dass die Patienten am Tag ihrer Entlassung schriftliche Instruktionen erhielten, die die Pflegekraft mit ihnen und ggf. der Familie des Patienten besprach. Schulungen wurden ebenso wie andere Aspekte des Entlassungsmanagements nicht oder nur rudimentär dokumentiert.

Rudd und Smith (2002) berichten über die Implementation eines hauseigenen Standards auf vier Stationen einer orthopädischen Krankenhausabteilung. Die Evaluation in Form von zwei Audits richtete sich nicht auf die Effekte auf Seiten der Patienten oder Angehörigen, sondern auf den Grad der Umsetzung bzw. Einhaltung des Standards. Das Ergebnis zeigt ein uneinheitliches Bild. Zum Teil begann die Entlassungsplanung – wie vom Standard vorgegeben – direkt nach der Aufnahme des Patienten. Den Patienten wurde ein realistisches Entlassungsdatum genannt und eine Liste möglicher Unterstützungsressourcen ausgehändigt. Allerdings variierte das Vorgehen von Station zu Station erheblich, es gab keine gemeinsame Handlungspraxis. Beide Audits verweisen auf die Notwendigkeit, die Verbindlichkeit des Entlassungsmanagements stärker herauszustellen und die Kooperationsbereitschaft der Mitarbeiter zu stärken.

Watts et al. (2005a und b) berichten über die Ergebnisse einer in Australien durchgeführten schriftlichen Befragung von rund 220 Pflegekräften, die auf Intensivstationen beschäftigt waren. Danach besteht bei den meisten Mitarbeiter aus diesem Arbeitsbereich ein Verständnis des Entlassungsprozesses, in dem die Vorbereitung des Patienten für den Transfer, eine reibungslose Verlegung auf eine andere Station sowie die Schaffung freier Betten für neue Patienten im Mittelpunkt steht. Die Autoren resümieren, dass der Entlassungsprozess häufig nicht richtig verstanden werde, und empfehlen, auch Pflegekräfte der Intensivstationen hinsichtlich der Prinzipien des Entlassungsmanagements besser auszubilden. Darüber hinaus verdeutlichen die Befragungsergebnisse eine Vielzahl von Faktoren, die in dem durch Zeitdruck, fehlende personelle Kontinuität und Kooperationsprobleme gekennzeichneten Alltag der Intensivstation einem bedarfsgerechten, frühzeitigen Entlassungsmanagement entgegenstehen.

Andere Studien beziehen sich auf Teilaspekte des Entlassungsmanagements durch Pflegefachkräfte der Krankenhausstationen, etwa auf die Verlässlichkeit ihres Assessments (Mitchell et al. 1993) oder die Effekte der Standardisierung des Entlassungsmanagements auf die Patientenzufriedenheit und die poststationäre Inanspruchnahme von Leistungen (Haddock 1991). Randomisierte kontrollierte Studien sind kaum vorhanden und beziehen sich auf spezielle Ansätze oder einzelne Verfahrensschritte, etwa die Koordination des multidisziplinären Teams (Moher et al. 1992) oder die frühzeitige Einleitung des Entlassungsmanagements (initiales Assessment) (Parfrey et al. 1994).

Im Gesamtbild muss daher festgestellt werden, dass die Wirksamkeit des Entlassungsmanagements durch Pflegefachkräfte der Stationen durch wissenschaftliche Studien kaum belegt ist. Es liegen zu wenige Studien vor, und sie erreichen auf methodischer Ebene nur selten das Niveau der Forschung zum Entlassungsmanagement durch Pflegeexperten. Mehrere Untersuchungen verweisen auf Schwachstellen solcher Konzepte. Und schließlich ist daran zu erinnern, dass die randomisierten kontrollierten Studien zum Entlassungsmanagement durch Pflegeexperten häufig den Vergleich zum „üblichen" Entlassungsmanagement ziehen, das in anderen Ländern häufig durch Pflegekräfte der Stationen durchgeführt wird. Leider werden die „üblichen" Verfahrensweisen in diesen Studien so gut wie nie näher beschrieben, so dass letztlich unsicher bleibt, ob man aus ihren Ergebnissen direkte Schlussfolgerungen auf das Entlassungsmanagement durch Bezugspflegekräfte ziehen kann.

3.6.3 Ambulant gestütztes Entlassungsmanagement

Ausgeblendet aus den vorangegangenen Ausführungen wurden Organisationsmodelle, in denen nicht das Krankenhaus selbst, sondern externe Dienste (z. B. ambulante Pflegedienste) das Entlassungsmanagement übernehmen (vgl. Marot 1993, Schaeffer und Moers 1994, Domscheit und Wingenfeld 1996, Dukkers et al. 1999, Hackamp und Schneider 2003, Richter 2005, Kwok et al. 2008).

Grundböck et al. (2005) berichten über eine österreichische Studie zu einem solchen Organisationsmodell. Das Entlassungsmanagement wurde in diesem Fall stationsübergreifend von ambulant tätigen Pflegefachkräften übernommen, die täglich zu vereinbarten Zeiten auf die Stationen kamen, um nach entsprechenden Hinweisen von den Stationsleitungen bzw. behandelnden Ärzten Kontakt zu den Patienten aufzunehmen. Das Konzept wies folgende Bausteine auf:

- Information und Beratung von Patienten und Angehörigen über Betreuungsmöglichkeiten (ambulante, teilstationäre und stationäre Angebote)

- Einschätzung des voraussichtlichen Bedarfs an ambulanten Hilfen

- Planung der Entlassung

- Durchführung der Planung (Organisation der erforderlichen Heil- und Pflegehilfsmittel und Medikamente, Grobinformation zu Finanzierungsmöglichkeiten), Weiterleiten aller relevanten Informationen (pflegerisch, therapeutisch, sozial) an die weiterbetreuenden Institutionen bzw. Berufsgruppen, Durchführung einer schriftlichen und/oder mündlichen Übergabe

- Dokumentation und Evaluation der Entlassungsvorbereitungen

Die Studie ging unter Einsatz von mehreren Methoden (quantitativ und qualitativ) der Frage nach, welchen Beitrag diese Form des Entlassungsmanagements zu einer integrierten, koordinierten und kontinuierlichen Versorgung der Patienten leisten kann. Sie stützte sich dabei eher auf weiche Kriterien, der Nachweis von Vermeidungen von Wiedereinweisungen und Verkürzung von Krankenhausaufenthalten war nicht Teil der Evaluation. In die Stichprobe für die quantitative Studie wurden insgesamt 108 Patienten eingeschlossen. Die Daten wurden retrospektiv aus den Patientendokumenten erhoben. Für die qualitative Studie wurden semistrukturierte leitfadengestützte Interviews durchgeführt.

Festgestellt wurde eine erhöhte Häufigkeit der Nutzung ambulanter Dienste. In der qualitativen Befragung zeigte sich allerdings, dass viele der Befragten keine Vorinformationen durch das Stationspersonal zur Möglichkeit des Entlassungsmanagements erhalten hatten. Die Gespräche mit der Entlassungsmanagerin fanden im Schnitt zwei bis drei Mal statt und dauerten jeweils 10 bis 45 Minuten. Die überwiegende Zahl der Patienten hatte nach der Entlassung keinen Kontakt mehr zu der Entlassungsmanagerin, mehr als die Hälfte hätte sich jedoch einen Anruf nach der Entlassung gewünscht. Die Zufriedenheit der befragten Patienten und Angehörigen mit dem Entlassungsmanagement wird dennoch als hoch bezeichnet.

Studien zu solchen Modellen sind selten und weisen überwiegend, wie in diesem Fall, das **Evidenzlevel 3** auf. Die Forschung liefert bislang keine ausreichende Basis für die Empfehlung, solche Konzepte in Deutschland zu nutzen. Einige Untersuchungsergebnisse deuten eher darauf hin, dass die Übernahme von Koordinationsverantwortung durch krankenhausextern angesiedelte Spezialisten in Deutschland auf nicht unerhebliche Probleme stößt (Domscheit und Wingenfeld 1996, Schaeffer und Moers 1994). Sofern es sich um Beschäftigte eines ambulanten Pflegedienstes handelt, werden sie gelegentlich auch unter rechtlichen Gesichtspunkten kritisch bewertet[17].

---

[17] Sie sehen sich u. a. mit dem Einwand konfrontiert, gegen das Prinzip des freien Wettbewerbs von ambulanten Pflegediensten und insbesondere gegen das in manchen Landesgesetzen formulierte Gebot einer „trägerunabhängigen Beratung" zu verstoßen (vgl. Wingenfeld 1999).

3.6.4 Reviews zum Entlassungsmanagement

Neben vielen interessanten Studien liegen inzwischen mehrere Reviews bzw. Meta-Analysen zur Beurteilung von Effekten des Entlassungsmanagements vor (Bours et al. 1998, Parker et al. 2002, Parkes und Shepperd 2002, Shepperd et al. 2004, Mistiaen et al. 2007). Diese Publikationen wurden aus bestimmten Gründen, die im Folgenden erläutert werden, nicht zur Beurteilung der Organisationsmodelle herangezogen. Sie verdienen auch deshalb Aufmerksamkeit, weil bei oberflächlicher Betrachtung der aktuellen Reviews der Eindruck entstehen kann, dass sich bei renommierten Wissenschaftlergruppen in den letzten Jahren gewisse Zweifel an der Wirksamkeit des Entlassungsmanagements verbreitet haben. Tatsächlich lassen sich aus diesen Reviews jedoch nur sehr wenige Erkenntnisse extrahieren, was vor allem darauf zurückzuführen ist, dass sie der Anforderung, auf Vergleichbarkeit der Studien zu achten, nicht ausreichend nachkommen.

Eine schon etwas ältere Untersuchung von Bours et al. (1998) schließt 17 kontrollierte, zum Teil randomisierte Studien über die pflegerische Weiterversorgung im Anschluss an den Krankenhausaufenthalt ein. Anhand von insgesamt 18 Kriterien wurde den einzelnen Studien ein Punktwert zugeordnet, der über ihre methodische Qualität Auskunft geben sollte. Die ausgewählten Studien beschäftigten sich zwar alle mit poststationären pflegerischen Interventionen, wiesen jedoch ansonsten wenig Gemeinsamkeiten auf. Die Zusammensetzung der Studienpopulationen wich erheblich voneinander ab. Personen im Alter ab 75 Jahren, die aus dem Akutkrankenhaus in die häusliche Umgebung entlassen und ohne Berücksichtigung ihrer Erkrankung in eine Studie aufgenommen wurden, waren ebenso vertreten wie Gruppen von Patienten im Alter von 3 bis 75 Jahren, die sich einer Herzoperation unterzogen hatten, Schlaganfallpatienten oder Patienten, bei denen soeben eine stationäre geriatrische Rehabilitation abgeschlossen wurde. Die Beobachtungsdauer variierte zwischen zwei Wochen und 21 Monaten, das Spektrum der pflegerischen Interventionen erstreckte sich unter anderem auf Edukationsprogramme, Case Management, Hausbesuche und telefonische Beratung. Trotz dieser Heterogenität, die eine Gesamtbeurteilung streng genommen vollkommen ausschließt, entschieden sich die Verfasser für eine resümierende Aussage zu Effekten pflegerischer Nachsorge im Anschluss an den stationären Aufenthalt: Die Gesamtschau der 17 Studien lasse keine klaren Effekte von Nachsorgeprogrammen erkennen, es gebe lediglich einige Hinweise auf Kosteneinsparungen – angesichts der skizzierten Heterogenität ein Ergebnis ohne Aussagekraft.

Ein etwas vorsichtigeres, aber im Hinblick auf Vergleichbarkeit ebenfalls kritisch zu hinterfragendes Beispiel ist die aktuelle Version des Cochrane-Reviews, der sich mit „discharge planning" beschäftigt (Shepperd et al. 2004). Die Autoren formulieren im Unterschied zu früheren

Versionen (Parkes und Shepperd 2002) die Gesamteinschätzung, dass die Wirksamkeit des Entlassungsmanagements aufgrund der disparaten Studienlage (mangelnde Vergleichbarkeit) und anderer methodischer Schwierigkeiten unsicher sei[18].

Bereits die aus dem Jahr 2002 stammende Arbeit vermochte jedoch im Hinblick auf Fragen der Vergleichbarkeit nicht zu überzeugen. Denn die acht Studien, anhand derer schließlich eine gewisse Evidenz der Wirksamkeit von Entlassungsmanagement konstatiert wurde, weichen hinsichtlich der konkreten Ausgestaltung des Entlassungsmanagements erheblich voneinander ab. So erscheint es fraglich, ob die Ergebnisse eines von Ärzten und Sozialdienst durchgeführten Entlassungsmanagements (Evans und Hendricks 1993) mit den Effekten eines Entlassungsmanagements durch Pflegeexperten (Naylor et al. 1994) verglichen werden können. Ebenso stellt sich die Frage, ob Ergebnisse bei Patientengruppen im Alter von durchschnittlich 80 Jahren (Kennedy et al. 1987) mit denen von Patienten im Alter von durchschnittlich rund 55 Jahren (Parfrey et al. 1994) vergleichbar sind. Die Problematik hat sich mit der aktualisierten Fassung des Reviews noch verstärkt.

Mistiaen et al. (2007) sichteten 15 Reviews zur Thematik und kommen zu einer noch stärker von Unsicherheit geprägten Aussage: Es gebe einige Hinweise auf die Wirksamkeit von edukativen Maßnahmen und Transitional-Care-Modellen, aber kaum Evidenz, dass sich Entlassungsmanagement positiv auf die Patientensituation bei der Entlassung, den poststationären funktionellen Status, die Versorgungsnutzung oder die Kosten auswirke. Die Autoren sprechen allerdings von „summarized evidence" (Mistiaen et al. 2007: 47)[19]. Das bedeutet, dass zwar die Studien als einzelne durchaus Wirksamkeit zeigen, der im Durchschnitt messbare Effekt aber schwach ist oder aufgrund von Problemen der Vergleichbarkeit nicht bewertet werden kann.

Diese Schlussfolgerungen werden weniger durch die Ergebnisse der Studien selbst als durch die Probleme der Vergleichbarkeit bestimmt. Anders ausgedrückt: Je strenger die formale Analyse angelegt ist, umso weniger inhaltlich gehaltvolle Aussagen lassen sich über komplexe Interventionen treffen. Meta-Analysen, die die angesprochenen Probleme zu vermeiden versuchen, indem sie sich auf die Untersuchung vergleichbarer Ansätze des Entlassungsmanagements begrenzen, sind bezeichnenderweise kaum verfügbar. Dies festzuhalten ist außerordentlich wichtig für die Frage nach wissenschaftlicher Evidenz im Zusammenhang

---

[18] "The impact of discharge planning on readmission rates, hospital length of stay, health outcomes and cost is uncertain. This reflects a lack of power as the degree to which we could pool data was restricted by the different reported measures of outcome. It is possible that even a small reduction in length of stay, or readmission rate, could have an impact on the timeliness of subsequent admissions in a system where there is an shortage of acute hospital beds" (Shepperd et al. 2004).

[19] „(...) there is some evidence that some interventions may have a positive impact, particularly those with educational components and those that combine pre-discharge and post-discharge interventions. However, on the whole there is only limited summarized evidence that discharge planning and discharge support interventions have a positive impact on patient status at hospital discharge, on patient functioning after discharge, on health care use after discharge, or on costs (Mistiaen et al. 2007: 47).

mit dem pflegerischen Entlassungsmanagement. Denn auf internationaler Ebene lässt sich die Tendenz ausmachen, zwischen den konkreten konzeptionellen Ausprägungen des Entlassungsmanagements nicht zu unterscheiden. Bei der Studie von Mistiaen et al. (2007) zeigt sich dies in besonderer Deutlichkeit: Die insgesamt 15 Reviews weisen stark voneinander abweichende Themen auf. Gegenstand sind vorrangig Interventionskonzepte, die zwar als eine Komponente *auch* ein Entlassungsmanagement vorsehen, dieses steht jedoch keineswegs immer im Zentrum der jeweiligen Konzepte. Das Spektrum der Studien erstreckt sich beispielsweise auch auf die Erforschung multidisziplinär ausgerichteter Rehabilitationskonzepte, die Evaluation klinischer Pfade, die Untersuchung der Ergebnisse von Mobilisierungskonzepten für Patienten mit Oberschenkelhalsfraktur oder die Effektivität von so genannter hospital-at-home-Versorgung im Anschluss an die Behandlung im Akutkrankenhaus. Studien über explizite Ansätze des Entlassungsmanagements werden ebenfalls berücksichtigt, stellen unter den 15 Reviews jedoch eine Minderheit dar.

Ebenso wichtig ist der Umstand, dass hier nicht unterschieden wird, von welcher Berufsgruppe das Entlassungsmanagement verantwortlich durchgeführt wird. Die Frage der Vergleichbarkeit, die ansonsten im Zusammenhang mit der Frage nach Evidenz so intensiv diskutiert wird, bleibt hier wie auch im Review von Shepperd et al. (2004) weitgehend außer Betracht. Dies gilt auch für die Arbeit von Parker et al. (2002), wenngleich in etwas geringerem Maße. Auch hier wurden Studien zusammengefasst, die aufgrund des Unterschieds der jeweiligen Organisationsmodelle und der damit verknüpften Unterstützungsformen schwerlich vergleichbar sind.

Inzwischen ist also eine eigentümliche Schere innerhalb der wissenschaftlichen Diskussion entstanden: Während auf der einen Seite immer mehr *Einzelstudien* die Effekte des Entlassungsmanagements nachweisen, entstehen parallel dazu *Meta-Analysen*, die Zweifel an diesen Effekten nähren. Die Beurteilung der internationalen Studienlage wird dadurch erschwert, und es kann sogar zu Fehleinschätzungen kommen. Bei der Beschäftigung mit Reviews und Meta-Analysen muss daher stets berücksichtigt werden, dass sich in der Diskussion um die evidenzbasierte Pflege zum Teil ein Formalismus verbreitet hat, der seinerseits Zweifel an der Tragfähigkeit des Konstrukts wissenschaftlicher Evidenz bei komplexen Interventionen fördert (näheres dazu bei Wingenfeld 2005: 32ff).

Beim pflegerischen Entlassungsmanagement wie auch bei anderen Interventionen gilt daher, dass Aussagen zur Evidenz sehr stark von der Ausrichtung der Forschung abhängen – und eben auch von der Art und Weise, mit der die betreffenden Untersucher Fragestellungen formulieren und ihren Gegenstand definieren. Die angesprochenen Reviews liefern weder für das pflegerische Entlassungsmanagement noch für die vielen verschiedenen Einzelinterventionen, die beim Entlassungsmanagement zur Anwendung kommen, einen wesentlichen Erkenntnisgewinn.

3.6.5   Fazit zu den Organisationsmodellen

Die aktuelle Literaturanalyse zeigt, dass positive Effekte von Organisationsmodellen, in denen das Entlassungsmanagement zentralisiert und als Aufgabe spezialisierten Pflegeexperten zugeordnet ist, durch die Forschung hinlänglich belegt ist.

Die Wirksamkeit von Transitional-Care-Modellen ist angesichts der guten Studienlage als ausreichend evident einzustufen. Andere Modelle des pflegerischen Entlassungsmanagements sind weniger intensiv beforscht worden und größtenteils nicht in Form von RCTs. Damit angesprochen sind Liaison Nursing und Stellen für Pflegeüberleitung, Case-Management-Ansätze und Stabsstellen, denen neben dem Entlassungsmanagement bei bestimmten Patientengruppen weitergehende Aufgaben des Assessments und der Versorgungsplanung sowie der Beratung und Supervision anderer Pflegekräfte, Berufsgruppen oder Einrichtungen zukommen. Dennoch kann man bei diesen Ansätzen von evidenter Wirksamkeit sprechen, wenngleich die Evidenz schwächer ausgeprägt ist als bei den Transitional-Care-Modellen.

Ansätze, bei denen die auf den Stationen tätigen Bezugspflegekräfte das Entlassungsmanagement übernehmen, sind nicht annähernd so differenziert dokumentiert wie andere Modelle. Dabei wirft schon die Frage Probleme auf, ob hier von definierten Modellen gesprochen werden kann. Edukative Maßnahmen, die einen Beitrag zur Vorbereitung des Patienten und/oder der Angehörigen auf die Zeit nach der Krankenhausentlassung leisten, sind zumindest im englischsprachigen Raum häufig Bestandteil des Versorgungsalltags, auch wenn die betreffenden Pflegekräfte nicht mit der Aufgabe des pflegerischen Entlassungsmanagements betraut sind. Analoges gilt auch für viele Fachdisziplinen in deutschen Krankenhäusern. Weitergehende Aufgaben bleiben häufig dann doch dem „discharge planning" anderer Mitarbeiter oder, wie in Deutschland, dem Krankenhaus-Sozialdienst überlassen.

Man kann die aktuelle Studienlage (den Stand der Forschung in anderen Ländern) sogar als Hinweis auf eine vergleichsweise geringe Wirksamkeit des Entlassungsmanagements durch Pflegekräfte der Stationen werten. Denn in den oben angesprochenen Studien zum Einsatz von Pflegeexperten bildet, sofern es sich um kontrollierte Studien handelt, der Bezugspunkt zum Vergleich stets das sog. „übliche Entlassungsmanagement". Leider wird kaum beschrieben, worin die Maßnahmen bei diesem „üblichen Entlassungsmanagement" bestehen. In Ländern wie den USA ist aber davon auszugehen, dass der Pflege auch in diesem Fall eine wichtige Rolle zukommt. Über die Situation in Deutschland ist dazu deutlich weniger bekannt als in Ländern wie den USA, England, Australien oder den Niederlanden. Hierzulande wurde in der Vergangenheit mitunter bereits dann das Etikett „pflegerisches Entlassungsmanagement" verwendet, wenn die Bezugspflegekräfte der Stationen einen Überleitungsbogen ausfüllten, ansonsten jedoch keine Unterstützung zur Vorbereitung auf die poststationäre Phase leisteten. Studien, die explizit der Frage nach den Effekten nachgingen, liegen kaum vor.

Im Unterschied zu Ansätzen, die gesonderte Stellen für das Entlassungsmanagement und hier den Einsatz von Pflegeexperten vorsehen, ist die Wirksamkeit des Entlassungsmanagements durch Bezugspflegekräfte also nicht durch verlässliche Studien dokumentiert.

3.7 Inhalte, Methoden und Instrumente des pflegerischen Entlassungsmanagements

3.7.1 Initiales Assessment

Ein systematisches, auf Fragen des Patientenübergangs zugeschnittenes Assessment gilt als unverzichtbare Basis des pflegerischen Entlassungsmanagements. An diesem Punkt ist nicht nur ein Konsens auf Expertenebene auszumachen (Brooten et al. 1991, Pray und Hoff 1992, Fenerty 1993, Marot 1993, Rozell und Newman 1994, Jewell 1996a und b, Kane et al. 2000, Burden 2004), es finden sich auch entsprechende Vorgaben in Qualitätsstandards, Leitlinien und Empfehlungen auf nationaler Ebene (vgl. Henwood 1994, JCAHO 2000). Es herrscht des Weiteren Einigkeit darüber, dass eine erste Einschätzung direkt im Anschluss an die Aufnahme des Patienten durchgeführt werden sollte, nach Möglichkeit innerhalb von 24 oder maximal 48 Stunden (Rorden und Taft 1990, Naylor 1990b, Fenerty 1993, Bell 1994, Bull 1994b, Carter und MacInnes 1996, Joosten 1997, Hofmeyer und Clare 1999, Chang et al. 2003, Dai et al. 2003, Kleinpell 2004, Huang und Liang 2005, Lin et al. 2005). Aus nachvollziehbaren Gründen existieren keine Studien, die überprüft hätten, ob eine frühzeitige Einschätzung (und damit die frühzeitige Einleitung des Entlassungsmanagements) unter ansonsten gleichen Bedingungen zu besseren Ergebnissen führt als beispielsweise eine Einschätzung, die erst ein oder zwei Tage vor der Entlassung erfolgt. Ein professionelles Entlassungsmanagement könnte unter diesen Umständen gar nicht eingeleitet werden.

In Versorgungsbereichen, in denen nicht sämtliche Patienten von vornherein als potenziell unterstützungsbedürftig gelten, beginnt der Prozess zumeist mit einem *initialen Assessment*. Dieses Assessment operiert mit nur wenigen Kriterien und dient der Identifikation jener Patienten, die ein erhöhtes Risiko schlechter Entlassungsergebnisse aufweisen und daher möglicherweise der Unterstützung in Form eines geregelten Entlassungsmanagements bedürfen (Inui et al. 1981, Slevin 1986, Fenerty 1993, Bull 1994a). Entsprechend dieser Funktion wird es auch als *Screening* bezeichnet (Blaylock und Cason 1992, Mistiaen et al. 1999, Hegney et al. 2006). Es wird also bei jedem neu aufgenommenen Patienten anhand bestimmter Kriterien überprüft, ob ein erhöhtes Risiko poststationärer Probleme besteht. Ist dies der Fall, erfolgt im nächsten Schritt ein differenziertes Assessment (Kap. 3.7.2, S. 85ff), um den individuellen Unterstützungsbedarf des Patienten und ggf. seiner Angehörigen einzuschätzen.

Es ist zu betonen, dass das initiale Assessment im Regelfall keine Bedarfseinschätzung, sondern eine *Risikoerfassung* darstellt, und somit auch bei Feststellung eines erhöhten Risikos nicht automatisch ein komplexes Entlassungsmanagement eingeleitet wird. Dies hängt vielmehr von den Ergebnissen des weitergehenden differenzierten Assessments ab. Die initiale Einschätzung kann nur erste Anhaltspunkte dazu liefern, welche Schwerpunkte der Unterstützungsbedarf des Patienten aufweist und welche Stellen dementsprechend in die Entlassungsvorbereitung einbezogen werden müssen (Rorden und Taft 1990, Parfrey et al. 1994, McGinley et al. 1996) oder die Koordinierungsverantwortung für das weitere Entlassungsmanagement übernehmen sollten[20].

Das initiale Assessment wird nicht immer von der für den Entlassungsprozess primär verantwortlichen Pflegefachkraft durchgeführt. Es wäre im Falle von Organisationsmodellen, die spezialisierte Stellen für das Entlassungsmanagement vorsehen, auch gar nicht denkbar, dass die betreffenden Mitarbeiter ein Screening bei allen neu aufgenommenen Patienten selbst durchführen. Das initiale Assessment wird daher häufig in das Verfahren der Patientenaufnahme integriert. Es liegt dann beispielsweise in der Verantwortung der Pflegekraft, die das Aufnahmegespräch mit dem Patienten führt und bei Bedarf die für das Entlassungsmanagement zuständige Stelle benachrichtigt (z. B. Chang et al. 2003)[21].

Eine solche oder ähnliche Arbeitsteilung gewinnt in Deutschland zunehmend an Bedeutung. Im Gefolge der DRG-Einführung scheint sich derzeit eine erweiterte Prozesssteuerung in den Krankenhäusern zu verbreiten, die ein systematisches „Aufnahmemanagement" durch Pflegekräfte vorsieht[22] (vgl. z. B. Thomas et al. 2003). Dieses ist geradezu prädestiniert dafür, das initiale Assessment bzw. „Risikoscreening" durchzuführen. In anderen Ländern wie beispielsweise in Australien (vgl. Lange 2007) gibt es Ansätze, in denen dieses Screening qualifizierten Pflegefachkräften zugewiesen ist, die hierzu eine Schulung erhielten, die aber nicht unbedingt mit den Personen identisch sind, die das Entlassungsmanagement durchführen. Solche Aufnahmegespräche und damit eine erste Einschätzung des Bedarfs an Entlassungsmanagement finden ggf. bereits vor Eintritt in das Krankenhaus statt (z. B. bei geplanten Operationen).

Das Erfordernis eines gesonderten initialen Assessments entfällt in Fachabteilungen, bei deren Patienten regelmäßig von einem erhöhten Risiko poststationärer Probleme auszugehen ist. Modelle, die von vornherein auf besonders vulnerable Patientengruppen zugeschnitten sind

---

[20] In Deutschland existieren in Krankenhäusern, die gesonderte Stellen für Pflegeüberleitung eingerichtet haben, mitunter klare Zuordnungen der Koordinationsverantwortung in Abhängigkeit vom Versorgungssetting, in das der Patient nach der Entlassung übertritt (z. B. häusliche Versorgung im Zuständigkeitsbereich der Pflegeüberleitung, stationäre Versorgung und Rehabilitation im Zuständigkeitsbereich des Krankenhaus-Sozialdienstes).

[21] Dies kann, je nach Konzept, auch ein klinikexterner Dienst sein (Grundböck et al. 2005, Stephens 2005).

[22] Diese Entwicklung wird durch die zunehmende Verbreitung von klinischen Pfaden noch verstärkt.

(z. B. Naylor 1990b, Fournet 1992, Hill 1993, Rozell und Newman 1994, Forsyth et al. 1998), verzichten daher auf ein solches Screening und beginnen die Entlassungsvorbereitung unmittelbar mit einem differenzierten Assessment.

Die Faktoren, die auf ein erhöhtes Risiko poststationärer Probleme schließen lassen, können aus der Forschung (Kap. 3.4, S. 48ff) und den Inhalten einschlägiger Assessmentinstrumente abgeleitet werden. Dies sind vor allem:

- mehrfache Krankenhausaufenthalte innerhalb des letzten Jahres

- dauerhafte Pflegebedürftigkeit und/oder funktionelle Beeinträchtigungen im Vorfeld des Krankenhausaufenthaltes (einschließlich kognitive Einbußen, psychische Störungen und/ oder Verhaltensauffälligkeiten, erhebliche Mobilitätseinbußen, erhebliche sensorische Defizite)

- geringes (Frühgeborene) oder hohes Alter und/oder prästationär geschwächte Gesamtkonstitution des Patienten

- nach der Entlassung voraussichtlich andauernde therapiebedingte Anforderungen und Belastungen (einschl. Einnahme mehrerer Medikamente)

- Multimorbidität und schwerwiegende Erkrankungen, die hohe körperliche oder psychische Belastungen, Beeinträchtigungen und Gefährdungen nach sich ziehen (einschl. krankheitsbedingt stark begrenzter Lebenserwartung)

- fehlende informelle Hilfen bei voraussichtlich andauerndem Unterstützungsbedarf

- prekäre Lebens- und Versorgungsbedingungen (z. B. wohnungslose Patienten, Hinweise auf prästationäre Versorgungsdefizite)

- ungeklärte Leistungsansprüche bzw. ungeklärter Versicherungsstatus

Die aufgeführten Faktoren haben für die verschiedenen Patientengruppen unterschiedliche Bedeutung. Einige Forschungsergebnisse deuten beispielsweise darauf hin, dass bei Patienten in höherem Alter insbesondere der Grad der Abhängigkeit bei alltäglichen Lebensverrichtungen, die Komplexität der Medikation und die Verfügbarkeit informeller Hilfepotenziale im häuslichen Umfeld signifikante Indikatoren für das Risiko einer Rehospitalisierung darstellen (vgl. Bach und Nikolaus 1998, Rosswurm und Lanham 1998). Bei anderen Altersgruppen ist dieser Zusammenhang nicht durch Forschungsergebnisse belegt und auch unter sachlichen Gesichtspunkten weniger wahrscheinlich. Insofern ist eine generalisierende Aussage über die Bedeutung der genannten Risikofaktoren aufgrund der besonderen Problemlagen der jeweiligen Patientengruppen nicht möglich.

Die Assessmentinstrumente, die explizit für ein Screening zu Beginn des Krankenhausaufenthaltes entwickelt wurden bzw. zu diesem Zweck eingesetzt werden, erfassen stets nur einen begrenzten Ausschnitt der oben genannten Kriterien. Es finden sich verschiedenste, oft krankenhausspezifische Verfahrensweisen eines initialen Assessments. Standardisierte Instrumente, mit denen anhand verschiedener Items ein Index für die Zuordnung von Risikostufen gebildet wird (Inui et al. 1981, Blaylock und Cason 1992, Bull 1994a), sind ebenso vertreten wie Verfahren, die aus einer Auflistung zentraler Kriterien (Checkliste) bestehen und keine weitergehenden Regeln für die Einstufung bzw. Identifizierung von Risikopatienten vorsehen (Slevin 1986, Rorden und Taft 1990). Einer systematischen Evaluation sind nur wenige und ausschließlich standardisierte Verfahren unterzogen worden. Die vorliegenden Studien sind aufgrund abweichender Fragestellungen allerdings nur bedingt vergleichbar.

Einer taiwanesischen Studie zufolge (Chang et al. 2003) haben sich folgende Kriterien als Indikatoren für einen Unterstützungsbedarf bewährt:

- zwei oder mehr Erkrankungen
- kognitive Beeinträchtigungen
- Wiedereinweisung innerhalb von 14 Tagen nach der vorherigen Krankenhausentlassung
- Alter: 70 Jahre und älter
- alleinstehende oder in einer Pflegeinstitution lebende Patienten
- langfristig bettlägerige Patienten
- Krankenhausaufenthaltsdauer über 30 Tage
- Behandlung nach einem klinischen Behandlungspfad für Patienten mit Diabetes mellitus oder Patienten nach Schlaganfall

Ein Beispiel für ein sehr schlankes Instrument, das inzwischen auch in einer deutschen Version vorliegt und in Krankenhäusern eingesetzt wird, ist der „Blaylock Risk Assessment Screen" (BRASS – Blaylock und Cason 1992). Das Instrument wird direkt nach der Krankenhausaufnahme (empfohlen wird innerhalb von 48 Stunden) eingesetzt und ist zur Nutzung durch eine Pflegekraft im Rahmen des pflegerischen Assessments bei Aufnahme in das Krankenhaus vorgesehen. BRASS operiert mit einem Summenscore, der drei Risikostufen unterscheidet. Grundsätzlich wird davon ausgegangen, dass alle Patienten mit einem mittleren oder hohen Risiko Unterstützung erhalten sollen. Berücksichtigt werden zehn Kriterien:

- Alter
- Soziale Lebenssituation (Unterstützung durch informelle Helfer)
- Funktioneller Status
- Kognitiver Status
- Verhaltensweisen
- Mobilität

- Sensorische Defizite
- Vorangegangene Krankenhausaufenthalte
- Anzahl medizinischer (gesundheitlicher) Probleme
- Anzahl der regelmäßig einzunehmenden Medikamente

In einer holländischen Studie (Mistiaen et al. 1999), die rund 500 Patienten im Alter ab 65 Jahren berücksichtigte, zeigte BRASS eine akzeptable Validität und Reliabilität, allerdings eine nur geringe Sensitivität bei der Identifizierung von Patienten, die Probleme oder einen ungedeckten Bedarf nach der Entlassung erwarten ließen. Als Schwachstelle erwies sich die Einschätzung des funktionellen Status der Patienten, der nach anderen Studien im Verlauf des Krankenhausaufenthaltes häufig erheblichen Veränderungen unterliegt und zu Beginn des stationären Aufenthaltes kaum prognostizierbar ist (Hansen et al. 1999). Eine andere Evaluationsstudie (Daly et al. 2000) stellte, trotz eines insgesamt positiven Fazits, ebenfalls einige Mängel fest und empfahl eine Modifikation des Instrumentes für den Einsatz bei geriatrischen Patienten (u. a. Berücksichtigung der körperlichen und psychischen Belastung von pflegenden Angehörigen und Aufnahme von Kriterien, die den emotionalen Status und psychische Auffälligkeiten berücksichtigen). Ähnlich gemischte Beurteilungen finden sich in einer Studie zum Einsatz von BRASS auf Intensivstationen (Chaboyer et al. 2002); hier wurde das Fazit gezogen, dass BRASS nicht zuverlässiger sei als gängige Skalen zur Erfassung des Schweregrades von Erkrankungen.

Zu anderen Ergebnissen kommt eine deutsche Studie, die sich auf eine leicht modifizierte Instrumentenversionen bezieht (Engeln et al. 2006). Gerade im Hinblick auf die Sensitivität und Spezifität, die in den oben genannten Arbeiten wenig zufriedenstellend ausfiel, berichtet sie über positive Erfahrungen. Im Gesamtbild werden dem Instrument durchweg gute Messeigenschaften bescheinigt. Es sei den Untersuchungsergebnissen zufolge sogar unabhängig vom Alter der Patienten anwendbar.

Übereinstimmend heben die vorliegenden Studien die Praxistauglichkeit von BRASS hervor. Es gilt als leicht handhabbar, erfordert nur geringen Zeitaufwand und setzt keine umfangreichen Schulungen voraus (Blaylock und Cason 1992; ähnliches Fazit bei Mistiaen et al. 1999, Daly et al. 2000 und Engeln et al. 2006).

Das Screening-Instrument „Identification of Seniors at Risk" (ISAR) ist ebenfalls ein sehr schlankes Instrument. Es wurde in zwei großen Studien mit jeweils mehr als 1.000 Patienten einer Notaufnahme im Alter ab 65 Jahren getestet (Dendukuri et al. 2004). Die ISAR-Skala ist eine Selbsteinschätzungsskala, die sechs Fragen zu folgenden Bereichen umfasst (jeweilige Antwortvorgabe ist ja/nein): prämorbide funktionelle Beeinträchtigungen, akute funktionelle Verschlechterung, Krankenhausaufenthalte innerhalb von sechs Monaten vor dem Besuch der Notfallstation, visuelle Beeinträchtigungen, Gedächtnisbeeinträchtigungen und gleichzeitige Einnahme von mehr als drei verschiedenen Medikamenten täglich. Die Ergebnisse der

Studien zeigen eine gute Validität der ISAR-Skala bei der Feststellung von schwerwiegenden funktionellen Beeinträchtigungen und Depressionen im Setting der Notfallambulanz. Die Skala bildet offenbar auch die Wahrscheinlichkeit einer Rehospitalisierung, der Entwicklung einer depressiven Symptomatik und einer intensiven Nutzung von Versorgungsleistungen zufriedenstellend ab. Insofern wird es von Dendukuri et al. (2004) als Instrument bewertet, mit dessen Hilfe auf einfache Art Risikogruppen in der Notfallambulanz identifiziert werden können, um eine frühzeitige Behandlung funktioneller Beeinträchtigungen oder Depressionen einzuleiten. Analoge Schlussfolgerungen können auch für das Entlassungsmanagement geltend gemacht werden.

In einer von Hegney et al. (2006) vorgestellten Studie mit Prä-Post-Design wurde eine modifizierte Version der ISAR-Skala (acht Items) verwendet und ebenfalls bei Patienten einer Notaufnahme erprobt (Alter > 70 Jahren, n=2139). Untersucht werden sollte, ob das durch eine qualifizierte Pflegekraft durchgeführte Screening mit diesem Instrument die Zahl der Wiedervorstellungen und Wiedereinweisungen verringern kann. Die Zahl der Wiedervorstellungen von älteren Patienten in der Notaufnahme konnte um 16% verringert werden. Ebenfalls, aber weniger deutlich und nicht signifikant verringerte sich die Zahl der Wiedereinweisungen ins Krankenhaus um 5,5%. Der durchschnittliche Krankenhausaufenthalt der Patienten verkürzte sich von 6,17 Tagen auf 5,37 Tage. Ein unerwartetes Ergebnis bestand in einem Rückgang der Wiedervorstellungen von Patienten, die wenigstens drei Mal pro Monat die Notaufnahme aufsuchten.

Kleinpell (2004) berichtet von einer randomisierten klinischen Studie auf zwei amerikanischen Intensivstationen mit Patienten im Alter ab 65 Jahren. In der Interventionsgruppe wurden die Patienten anhand des Discharge Planning Questionnaire (DPQ) (Bull 1994a) innerhalb von 24 bis 48 Stunden nach ihrer Aufnahme auf der Intensivstation gescreent. Das DPQ wurde ursprünglich nicht für den Einsatz beim initialen Assessment entwickelt. Es unterscheidet sich von anderen initialen Assessmentinstrumenten vor allem dadurch, dass es die Selbsteinschätzung von Patienten und Angehörigen stark akzentuiert und mit 51 Items recht umfangreich ist. Die Ergebnisse des Screenings entschieden in der Studie darüber, ob die „discharge planning nurse" des Krankenhauses eingeschaltet wurde oder nicht. In der Kontrollgruppe wurde kein Screening durchgeführt, alle Patienten dieser Gruppe erhielten die allgemeine Entlassungsplanung. Die Patienten in der Interventionsgruppe waren tendenziell, jedoch nicht signifikant, besser auf die Entlassung vorbereitet als die Patienten in der Kontrollgruppe. Patienten in der Interventionsgruppe kamen tendenziell häufiger zu der Einschätzung, dass sie adäquat mit Informationen versorgt wurden, hatten weniger Bedenken hinsichtlich des Managements ihrer häuslichen Versorgung und kannten besser ihre Medikation sowie Warnsignale für Komplikationen.

Holland et al. (2003) entwickelten und testeten das ScreeningInstrument „Probability of Repeated Admission" (PRA) als initiales Assessmentinstrument für das Entlassungsmanagement. Hier wurde eine prospektive Querschnittstudie mit knapp 1.000 Patienten ab dem Alter von 18 Jahren aus zwei Krankenhäusern durchgeführt. Die Einschätzung mit PRA erfolgte innerhalb von 24 Stunden nach der Aufnahme in das Krankenhaus. Es zielt auf die Identifizierung von Patienten, die das Risiko eines langwierigen Krankenhausaufenthaltes aufweisen oder nach der Entlassung voraussichtlich auf weitere Versorgungsleistungen (ambulant oder stationär) angewiesen sind. PRA verwendet hierzu acht Fragen zur Selbsteinschätzung (Gesundheitszustand, Alter, Geschlecht, Verfügbarkeit pflegender Angehöriger, Diabetes mellitus und Erkrankungen der Blutgefäße, bisherige Nutzung von medizinischen oder krankenhausbezogenen Diensten). Im Ergebnis zeigte sich eine schwache, nicht signifikante Korrelation zwischen den PRA-Punktwerten und der Dauer des Krankenhausaufenthaltes. Im Unterschied dazu konnte eine signifikante Korrelation zwischen Punktwert und poststationärem Versorgungsbedarf festgestellt werden, allerdings mit der Einschränkung einer schlechten Vorhersagegenauigkeit. Signifikante Prädiktoren für poststationären Unterstützungsbedarf sind selbsteingeschätzte Gesundheit, Verfügbarkeit pflegender Angehöriger, Alter, Geschlecht und Diabetes mellitus. Die Ergebnisse weisen also darauf hin, dass einzelne Items in der PRA-Skala eine bessere Risikoabschätzung ermöglichen als der zusammenfassende Punktwert.

Hunstein et al. (2005) entwickelten mit dem „Case Management Score" (CMS)[23] ebenfalls ein Instrument zur Identifizierung von Patienten mit einem Bedarf an poststationärer Unterstützung. Der CMS ist Bestandteil eines umfassenderen Assessments für die akutstationäre Pflege mit der Bezeichnung „Ergebnisorientiertes Pflegeassessment" (ePA)© und umfasst insgesamt 10 Merkmale, die fast ausschließlich die Selbstpflegefähigkeit des Patienten abbilden. Es ist damit inhaltlich wesentlich enger ausgerichtet als die oben genannten Ansätze für ein initiales Assessment, die trotz vergleichbarem Umfang andere wichtige Risikofaktoren berücksichtigen (z. B. Erkrankungen, Verhaltensauffälligkeiten oder frühere Krankenhausaufenthalte). Diese Aspekte können zum Teil aus dem umfassenderen ePA© entnommen werden, gehen aber nicht in die standardisierte Risikobewertung mit dem CMS ein (der CMS arbeitet mit einer Punkteskala, auf der ein bestimmter Punktbereich einen Bedarf an Unterstützung signalisiert). Ungeachtet der weitgehenden Begrenzung auf Selbstpflegefähigkeiten gilt das Instrument als geeignet, um einen nach der Entlassung bestehenden Versorgungsbedarf vorherzusagen. Dies erscheint auch plausibel, da prästationäre Pflegebedürftigkeit als einer der wichtigsten Indikatoren für poststationäre Risiken anzusehen ist (s.o.). Verlässliche empirische Daten über die betreffenden Messeigenschaften des CMS stehen allerdings noch aus. Eine Studie von große Schlarmann (2007), die der Frage nach Sensitivität und Spezifität des Instruments nachging, kommt zwar zu einer positiven Einschätzung des prognostischen Potenzials, stellt hierbei jedoch CMS-Ergebnisse und Tätigkeiten eines sozialen Dienstes im Rahmen des pfle-

---

[23]   Das Instrument wird inzwischen als „Selbst-Pflege-Index" (SPI) bezeichnet.

gerischen Case Managements gegenüber. Ein Vergleich der vorhergesagten mit den tatsächlichen post-stationären Problemen, den in Anspruch genommenen Versorgungsleistungen oder mit Komplikationen im weiteren Krankheitsverlauf wurde nicht vorgenommen.

Im Gesamtbild dokumentieren die vorliegenden Studien sowohl die methodische Güte als auch mehrere Schwachstellen von Instrumenten, die für das initiale Assessment im Rahmen des Entlassungsmanagements vorgesehen sind. Dabei ist zu berücksichtigen, dass die Beurteilung von Reliabilität und Validität eines Instrumentes, die in den Studien meist an erster Stelle steht, nicht notwendigerweise etwas darüber aussagt, wie gut oder wie schlecht es seine Funktion im Entlassungsmanagement erfüllt. Von größerem Interesse ist in diesem Fall die Frage nach Sensitivität und Spezifität: Werden mit den Instrumenten *alle* Patienten identifiziert, die ein erhöhtes Risiko poststationärer Probleme aufweisen, und wird bei möglichst *wenigen* Patienten fälschlicherweise angenommen, dass ein solches Risiko besteht? Hierzu gibt es, mit Ausnahme von BRASS, zu dem an diesen Punkten widersprüchliche Ergebnisse vorliegen, keine ausreichenden Forschungsergebnisse. Insbesondere fehlt es an systematischen Studien, die die Sensitivität und Spezifität von komplexen Einschätzungsmethoden im Vergleich zu einfachen kriteriengeleiteten Beurteilungen (z. B. einfache Checklisten) untersuchen. Die Ergebnisse der oben zitierten Studie von Holland et al. (2003), in der sich einzelne Items als zuverlässigere Prädiktoren erwiesen als ein aus mehreren Kriterien abgeleiteter Punktwert, deuten darauf hin, dass an diesem Punkt nicht ohne weiteres von einer Überlegenheit von komplexen Einschätzungsmethoden ausgegangen werden kann. Selbst wenn nur ein einziger wesentlicher Risikofaktor vorliegt, kann bei einigen Patientengruppen – das zeigen Forschungsergebnisse – von einer erhöhten Wahrscheinlichkeit ausgegangen werden, dass der Übergang aus dem Krankenhaus in ein anderes Versorgungssetting nicht oder unzureichend bewältigt wird und es zu Rehospitalisierungen, zu Fehl- oder Unterversorgung oder zu anderen Problemen kommt.

Es gibt also aufgrund fehlender Forschungsergebnisse keine Evidenz, dass *standardisierte* Verfahren eines initialen Assessments, die mit einem Scorewert operieren, eine höhere Verlässlichkeit bei der Identifizierung von Risikopatienten aufweisen als andere Vorgehensweisen. Die Forschung dokumentiert vielmehr, dass auch ein standardisiertes, auf wenige Items begrenztes Assessment prognostische Grenzen hat (Inui et al. 1981, Johansson et al. 1994, Mistiaen et al. 1999). Dies wird unter anderem darauf zurückgeführt, dass es bei einem Teil der Patienten im Verlauf der Krankenhausbehandlung zu erheblichen Veränderungen des Unterstützungsbedarfs kommt (Mistiaen et al. 1999). Von dieser Problematik sind standardisierte wie nichtstandardisierte Verfahren gleichermaßen betroffen. Sie verweist auf die Notwendigkeit einer fortgesetzten Einschätzung im Verlauf des Krankenhausaufenthaltes (McGinley et al. 1996).

Vor diesem Hintergrund lässt sich feststellen, dass ein initiales Assessment zwar mit klar definierten Kriterien, aber nicht unbedingt mit einem Instrument der standardisierten Risiko-*messung* operieren muss. Eine Empfehlung für ein *standardisiertes* Screening oder für ein bestimmtes Instrument kann auf der Grundlage der vorliegenden Forschungsergebnisse nicht ausgesprochen werden. Eine weitere praktische Erprobung und Evaluation des „Blaylock Risk Assessment Screen" oder vergleichbarer Instrumente in deutschen Krankenhäusern wäre allerdings wünschenswert.

3.7.2 Differenziertes Assessment

Im Unterschied zum initialen Assessment dient ein *differenziertes Assessment* zur konkreten Einschätzung des individuellen Unterstützungsbedarfs. In der Literatur wird betont, dass der Einschätzung der Situation und des Unterstützungsbedarfs der Angehörigen ein ebenso hoher Stellenwert zukommt wie der des Patienten selbst (Schultz 1997, Bull und Jervis 1997, Rosswurm und Lanham 1998, Jackson und Kelsey 1999, Driscoll 2000, Shyu 2000, Smith und Daughtrey 2000).

Das Assessment bietet in erster Linie eine Basis für die Planung von Maßnahmen zur Sicherstellung der für die weitere Versorgung erforderlichen Voraussetzungen, wobei die oben genannten Kernaufgaben des pflegerischen Entlassungsmanagements (Beratung/Edukation und Koordination/Kommunikation) im Mittelpunkt stehen. Obwohl nahezu alle Publikationen, die direkt Bezug auf den Entlassungsprozess nehmen, von der Notwendigkeit einer sorgfältigen Einschätzung des Bedarfs an Unterstützung sprechen, werden konkrete Assessmentinstrumente vergleichsweise selten benannt. Auffällig ist außerdem, dass in der Literatur Instrumente mit unterschiedlichsten inhaltlichen Schwerpunkten diskutiert werden (oft in Abhängigkeit von der jeweiligen Patientengruppe). Dabei finden sich häufig Berichte über den Einsatz unspezifischer Instrumente, d. h. jener Instrumente, die nicht für das Entlassungsmanagement, sondern für andere Zwecke entwickelt wurden.

Dai et al. (2003) beispielsweise beschreiben eine Studie zum Entlassungsmanagement von Kraniotomie- und Schlaganfallpatienten, in der der Barthel-Index und die Mini-Mental State Examination verwendet wurden. Huber und McClelland (2003) testeten das Patient Participation Preferences Assessment (PPPA) zur Erfassung des Bedarfs von Patienten im Entlassungsprozess auf Validität und Reliabilität. Verschiedene Instrumente zur Feststellung einer kognitiven Beeinträchtigung (Mini-Mental State Examination, Brief Dementia Severity Rating Scale, Confusion Assessment Method) wendeten Naylor et al. (2005) an. Nsamesluh (2007) berichtet von Assessments zum funktionellen Status des Patienten anhand der Ranking Disability Scale.

85

Eine Übersicht zu Assessmentinstrumenten, die von verschiedenen Berufsgruppen (Medizinern, Pflegekräften, Sozialarbeitern, Therapeuten) in Australien angewendet werden, geben Grimmer et al. (2004). Den Autoren zufolge fokussieren die auf die Entlassungsplanung bezogenen Assessments überwiegend den funktionellen Status des Patienten und in geringerem Umfang seine individuellen Bedürfnisse. Häufig eingesetzte Assessmentinstrumente sind demnach: 1. Functional Independence Measure (FIM), 2. Geriatric Depression Scale, 3. Mini-Mental State, 4. Barthel-Index, 5. Falls Risk Assessment Scale, 6. AMTS Competence Scale, 7. Blaylock Risk Assessment Screen, 8. Rhomberg Scale, 9. Motor Assistance Scale, 10. Timed up to Go, 11. Clinical Outcomes Variance Score, 12. Elderly Mobility Scale, 13. Braden Scale, 14. Waterlow Scale und 15. ACE/DL Assessment tool.

Dash et al. (2000) halten ebenfalls unspezifische Instrumente, also Instrumente, die ursprünglich nicht für die Verwendung im Rahmen des Entlassungsmanagements vorgesehen waren, für geeignete Arbeitsmittel im Überleitungsprozess. Sie nennen u. a. den Barthel-Index oder die Mini-Mental State Examination als Verfahren, die für das pflegerische Entlassungsmanagement in Frage kommen. Die Autoren selbst favorisieren allerdings die Verwendung des „Functional Health Pattern Assessment", weil es, anders als etwa der Barthel-Index, u. a. soziales Verhalten, Bewältigungsverhalten und kognitive Fähigkeiten berücksichtigt und damit eine somatische Verengung vermeidet (Dash et al. 2000).

Soweit ersichtlich, ist auch in Deutschland eine Tendenz zur Nutzung unspezifischer Instrumente auszumachen, darunter FIM und verschiedene ATL-Skalen (vgl. Dörpinghaus et al. 2004). Verbreitet sind offenbar auch selbst entwickelte Instrumente und strukturierte Handlungsleitfäden (z. B. Knecht 2004 oder Wingenfeld et al. 2007b: 46ff). Mitunter haben sie den Charakter von Checklisten (z. B. Schmidt et al. 2005). Zum Teil ist das differenzierte Assessment jedoch eher rudimentär ausgeprägt (vgl. z. B. Bräutigam et al. 2005). Das Spektrum der in der Praxis eingesetzten Instrumente ist also nach wie vor sehr heterogen. In anderen Ländern entwickelte Instrumente sind selten in einer deutschen Fassung verfügbar bzw. evaluiert worden. Aussagekräftige Ergebnisse aus Forschungsprojekten in Deutschland, aus denen sich konkrete Handlungsoptionen für die Praxis ableiten ließen, finden sich kaum.

Die Nutzung unspezifischer Instrumente bedarf einer differenzierten Bewertung. Instrumente wie der Barthel- Index oder das FIM weisen zwar eine ausreichende, durch Forschung belegte methodische Güte auf (vgl. Biefang et al. 1999, Wingenfeld et al. 2007a), doch besagt dies nur wenig über ihre Verwendbarkeit im Rahmen des Entlassungsmanagements. Systematische Studien zu ihrem Nutzen beim Einsatz im Rahmen des pflegerischen Entlassungsmanagements fehlen. Sie ermöglichen außerdem keine differenzierte Erfassung der Art und Ausprägung von Pflegebedürftigkeit und des daraus resultierenden Pflegebedarfs, ebenso wenig des Bedarfs an Maßnahmen zur Sicherstellung eines planmäßigen Entlassungsprozesses und eines unproblematischen Übergangs in die neue Versorgungsumgebung. Diese Instrumente zielen vielmehr auf die Erfassung und Beschreibung funktioneller Beeinträchtigungen, die von genereller Bedeutung für den individuellen Unterstützungsbedarf des Patienten sind, allerdings wenig Rückschlüsse auf Maßnahmen des pflegerischen Entlassungsmanagements zulassen. Ihr Nutzen bei einer differenzierten Einschätzung ist daher zwangsläufig sehr begrenzt, sie bedürfen immer der Ergänzung durch weitere Instrumente oder Verfahrensschritte.

Bei Instrumenten, die bei älteren Patienten zur Anwendung kommen, ist stets danach zu fragen, inwieweit sie über körperliche Funktionsstörungen hinausreichen. So ist sehr zu bezweifeln, ob Instrumente wie der Barthel-Index, die nur einen sehr begrenzten Ausschnitt des körperbezogenen Unterstützungsbedarfs berücksichtigen, in diesem Fall eine sinnvolle Lösung darstellen. Sie bieten keinen geeigneten Ansatz, Beeinträchtigungen im Bereich der kognitiven Fähigkeiten und psychische Auffälligkeiten zu erfassen, was heute etwa bei älteren, vor allem bei hochaltrigen Krankenhauspatienten dringend angezeigt erscheint, um verdeckte Probleme zu identifizieren, beispielsweise auch Anzeichen einer bislang nicht diagnostizierten demenziellen Erkrankung (Chiovenda et al. 2002, Kleina und Wingenfeld 2007).

Es gibt jedoch andere Instrumente, die zwar nicht explizit für die Krankenhausentlassung entwickelt wurden, aber in diesem Zusammenhang dennoch großen Nutzen versprechen. Gemeint sind damit zum einen Instrumente zur Einschätzung des Sturzrisikos oder anderer gesundheitlicher Risiken, also *Instrumente für begrenzte Fragestellungen*. Die oben angeführte Übersicht von Grimmer et al. (2004) verweist darauf, dass es in anderen Ländern zum Teil üblich ist, mehrere Instrumente zu nutzen, die jeweils für spezielle Fragestellungen dieser Art vorgesehen sind. Zum anderen gibt es Instrumente, die auf eine *umfassende Einschätzung des Unterstützungsbedarfs* abzielen. Dazu gehören beispielsweise die Instrumente EASY Care, FACE (Functional Assessment of the Care Environment for Older People), die Instrumente aus der RAI-Familie, CANE (Camberwell Assessment of Needs for the Elderly) und RCN Assessment (Royal College of Nursing's Older People Assessment Tool)[24]. Die Verwendbarkeit dieser Instrumente im pflegerischen Entlassungsmanagement wird bislang kaum thematisiert[25]. Dies dürfte u. a. damit zusammenhängen, dass sie auf eine vergleichsweise umfassende und differenzierte Einschätzung ausgerichtet sind und daher zum Teil recht umfangreich ausfallen. Sie bieten allerdings eine Grundlage für die Instrumentenentwicklung, in einigen Fällen auch Subskalen, die für sich genommen einsetzbar wären.

Studien zu Instrumenten, die explizit zur Verwendung beim Entlassungsmanagement vorgesehen sind, findet man verhältnismäßig selten. Edwardson und Nardone (1990) berichten über die Evaluation des „Dependency at Discharge Instrument" im Zusammenhang mit der Ein-

---

[24] Ausführliche Beschreibung und Bewertung dieser Instrumente bei Wingenfeld et al. 2007a.

[25] Simons und Petch (2002) berichten über Erfahrungen mit dem „Camberwell Assessment of Need" (CAN), das im Zusammenhang mit der Entlassung von Patienten aus einer stationären psychiatrischen Einrichtung eingesetzt wurde. Es handelt sich um ein standardisiertes Instrument, das eine Variante des CANE darstellt, mit einer Drei-Punkte-Skala operiert und mit dem sich dadurch feststellen lässt, ob bei den berücksichtigten Aspekten a) kein Problem bzw. Bedarf, b) ein gedeckter Bedarf oder c) ein ungedeckter Bedarf besteht.

schätzung des Bedarfs an poststationären Leistungen, im Gesamtergebnis allerdings mit eher enttäuschenden Ergebnissen. Eine von Baum und Edwards (2000) vorgestellte Studie zum Einsatz des „Functional Behavior Profile" zeigte, dass dieses ursprünglich für das Assessment bei psychisch erkrankten alten Menschen konzipierte Instrument auch bei Schlaganfallpatienten einsetzbar ist und sich insbesondere als Basis für eine qualifizierte Beratung der Angehörigen eignet.

Das Handicap Assessment and Resource Tool (HART) (Vertesi et al. 2000) ist ein Beurteilungsverfahren zur Identifikation von Beeinträchtigungen bei Alltagshandlungen und ist vornehmlich für die Nutzung im Kontext des Entlassungsmanagements vorgesehen. Es richtet sich vorwiegend, aber nicht ausschließlich an die Berufsgruppe der Ergotherapeuten und soll Probleme erfassen, die der Patient nicht mit den ihm gewöhnlich zur Verfügung stehenden Ressourcen und Unterstützungsmaßnahmen bewältigen kann. HART konzentriert sich allerdings stark auf physische Aspekte des Hilfebedarfs, blendet also die Problemlagen von Patienten mit kognitiven Beeinträchtigungen und psychischen Problemen weitgehend aus.

Ein recht umfassendes, auf ältere Erwachsene zugeschnittenes Instrument stellt das „Uniform Needs Assessment Instrument" (UNAI – HCFA 1992) dar, das in der praktischen Erprobung mit einer hohen Interraterreliabilität, Sensitivität und Spezifität überzeugte (Westra et al. 1998). Das „Nursing Needs Assessment Instrument", eine modifizierte Variante des UNAI, erwies sich in der Erprobung als praxistaugliches, wenig zeitintensives und, so die Einschätzung der Autoren, hinreichend verlässliches Instrument, das zugleich als Überleitungsbogen (discharge summary) verwendbar ist (Holland et al. 1998).

Bull (1994a) berichtet über den Einsatz eines speziellen Fragebogens für Patienten und Angehörige im Rahmen des Assessments, der zu einer genaueren Einschätzung des Unterstützungsbedarfs führte und die Kommunikation mit den Patienten/Angehörigen über Fragen der poststationären Versorgung wesentlich verbesserte (vgl. auch Rosswurm und Lanham 1998). Mehrere Assessmentinstrumente sind speziell auf die Einschätzung des Edukationsbedarfs und der Lernvoraussetzungen bei Patienten/Angehörigen zugeschnitten oder berücksichtigen diese zumindest (z. B. Rorden und Taft 1990, Fournet 1992, Deakins 1994, Westra et al. 1998, Luniewski et al. 1999). Auch existieren Verfahren, mit denen überprüft wird, ob Patienten, Angehörige und die zukünftige Versorgungsumgebung auf die Anforderungen nach der Krankenhausentlassung hinreichend vorbereitet sind (Schaefer et al. 1990, Johansson et al. 1994, Titler und Pettit 1995, Kumlien et al. 1999, Barnes 2000).

Eine Beurteilung und ein Vergleich der Wertigkeit der Instrumente fällt schwer, da sie für unterschiedliche Zwecke und unterschiedliche Patientengruppen vorgesehen sind, aber auch weil die vorliegenden Studien abweichenden Fragestellungen nachgegangen sind (Validität, Reliabilität, Sensitivität, Praktikabilität und Aufwand bei der Verwendung, prognostische Wertigkeit, Verfahrensregelungen, Nutzen in der Kommunikation mit Angehörigen etc.) und das jeweilige

Studiendesign häufig nur verkürzt beschrieben wird. Darüber hinaus liegen selten mehr als nur ein oder zwei Studien je Instrument vor, die sich auf ihren Einsatz im Rahmen des pflegerischen Entlassungsmanagements beziehen. Der Forschungsstand bietet damit eine schlechte Grundlage, anhand von Kriterien zur wissenschaftlichen Evidenz Aussagen zur Wertigkeit der Instrumente zu formulieren.

Hinzu kommt eine zweite Einschränkung, die auch für Verfahren zur initialen Einschätzung gilt: Assessmentinstrumente, die explizit für den Einsatz im Rahmen des Entlassungsmanagements konzipiert wurden, sind bis auf wenige Ausnahmen nur in den englischsprachigen Originalversionen erprobt worden. Ob vergleichbare Untersuchungsergebnisse auch von deutschsprachigen Versionen zu erwarten wären, lässt sich mangels empirischer Studien zumeist nicht beurteilen.

Für das pflegerische Entlassungsmanagement in Deutschland lässt sich vor diesem Hintergrund keine Empfehlung zur Verwendung eines bestimmten Assessmentinstrumentes formulieren. Aus dem Stand der Forschung lässt sich aber ableiten, dass das pflegerische Assessment

- systematisch, d. h. anhand von klar definierten Kriterien und damit instrumentengestützt erfolgen sollte,

- auf die jeweilige Patientengruppe zugeschnitten sein sollte und

- den Unterstützungsbedarf der Patienten und ggf. der Angehörigen *umfassend* berücksichtigen sollte, also neben den Pflegeproblemen und Ressourcen des Patienten und dem Bedarf poststationärer Leistungen insbesondere die Situation der Angehörigen und den Bedarf im Bereich der Information, Beratung und Anleitung und Schulung von Patienten und Angehörigen Rechnung tragen sollte.

Die aus dem Ausland stammenden Ansätze können entsprechende Entwicklungsarbeiten und Evaluationsforschung in Deutschland nicht ersetzen, geben jedoch wertvolle Anregungen zur Konzipierung geeigneter Instrumente, insbesondere im Hinblick auf die inhaltlichen Dimensionen des Assessments. Zur Illustration sei an dieser Stelle der Aufbau des „Nursing Needs Assessment Instrument" (NNAI - Holland et al. 1998) geschildert, dessen inhaltliche Dimensionen sich aber auch in anderen, auf die Gruppe älterer Patienten bezogener Instrumente wiederfinden (vgl. z. B. Kennedy et al. 1987). NNAI berücksichtigt folgende Sachverhalte:

- Allgemeine Informationen (zur Person des Patienten, seiner Lebenssituation, seinen Angehörigen, zum Grund des Krankenhausaufenthaltes, zu wichtigen Ansprechpartnern außerhalb des Krankenhauses wie Hausarzt etc.)

- Gesundheitliche Situation (Erkrankungen und andere gesundheitliche Probleme, gesundheitliche Risiken, Erwartungen von Patient und Angehörigen zum weiteren Krankheitsverlauf)

- Kognitive Fähigkeiten, Verhaltensauffälligkeiten, emotionaler Status

- Selbständigkeit im Bereich der Lebensaktivitäten

- Merkmale der Wohnsituation (z. B. Barrieren, materielle Ausstattung, soziales Umfeld)

- Verfügbare und benötigte Hilfsmittel

- Voraussichtlicher Versorgungsbedarf nach der Krankenhausentlassung (differenzierte Einschätzung)

- Aktuelle Versorgungssituation (Unterstützung durch Angehörige oder andere informelle Helfer, durch Pflegedienste und andere Leistungsanbieter)

- Finanzielle Situation (einschl. Leistungsansprüche)

- Eventuelle Besonderheiten des Versorgungsbedarfs

- Bedarf an Information, Beratung und Anleitung/Schulung

NNAI sieht für den Bedarf an Information, Beratung und Anleitung und Schulung bei Patienten und Angehörigen nur eine grobe Einschätzung vor (die differenzierte Einschätzung erfolgt in der Regel mit gesonderten Instrumenten, vgl. z. B. Rorden und Taft 1990). Im Übrigen sind viele der verwendeten Items auf typische Gesundheits- bzw. Pflegeprobleme im Alter zugeschnitten bzw. für die Einschätzung bei anderen Patienten von geringer Bedeutung, was nochmals unterstreicht, dass Instrumente zur Durchführung eines differenzierten Assessments auf die jeweiligen Patientengruppen zugeschnitten sein sollten.

Den recherchierten Guidelines zufolge sollte ein Assessment des poststationären Unterstützungsbedarfs des Patienten mindestens folgende Punkte umfassen:

- Gesundheitszustand und funktionelle Fähigkeiten

- Fähigkeit, für sich selbst zu sorgen, bzw. Möglichkeit, in der häuslichen Umgebung versorgt zu werden

- Soziale und räumliche Umgebung des häuslichen Pflegesettings

- Unterstützungsbedarf der Angehörigen

- Informationen zu Therapie und Medikamentenverordnungen sowie Beurteilung der Compliance

Besonders in Großbritannien wird beim Assessment eine intensive Einbeziehung der subjektiven Sichtweise von Patienten und Angehörigen erwartet (Health & Social Care Joint Unit and Change Agents Team 2003). Weitere wichtige Punkte, die etwa in den amerikanischen Guidelines genannt werden, wie das Aufdecken von Wissensdefiziten in Bezug auf poststationäre Pflegeanforderungen (Zwicker und Picariello 2003) und die Einschätzung der Erreichbarkeit und Verfügbarkeit poststationärer Versorgungsangebote für den Patienten (Department of Health and Human Services/Centers for Medicare & Medicaid Services 2007), greifen wesentliche organisatorische Aspekte auf.

Zusammenfassend lässt sich feststellen, dass pauschale Empfehlungen für die Nutzung eines oder mehrerer Instrumente nach wie vor nicht formuliert werden können. Mehrere Gründe sprechen dagegen: (1) Die Forschung liefert zu wenig verlässliche Hinweise darauf, ob die in Betracht kommenden Instrumente formale Gütekriterien *und* ihre Funktion im Entlassungsmanagement erfüllen. (2) Die meisten Instrumente berücksichtigen nur einen Teil der für das Entlassungsmanagement relevanten Sachverhalte. (3) Methodisch hochwertige Evaluationsberichte aus Deutschland liegen, soweit ersichtlich, nicht vor. Die Forschungslage ist hier noch schlechter als im Falle des initialen Assessments. Beim differenzierten Assessment stellt sich jedoch noch dringlicher die Frage, ob Forschungsergebnisse aus anderen Ländern auf die hiesigen Verhältnisse übertragbar wären, denn in der deutschen Pflege existiert eine völlig andere Kultur im Umgang mit Assessmentinstrumenten als beispielsweise in den Vereinigten Staaten.

Die Literatur bietet allerdings hinreichend verlässliche Informationen zur Relevanz von Inhalten des differenzierten Assessments. Sie lassen sich aus der Forschung bzw. aus praktisch erprobten Instrumenten anderer Länder ableiten und fachlich begründen. Das oben vorgestellte inhaltliche Profil des NNAI bildet diese Inhalte im Wesentlichen ab.

3.7.3 Zielformulierung und Maßnahmenplanung

Die Zielformulierung und Entwicklung einer Entlassungsplanung in Abstimmung mit den Patienten, Angehörigen und ggf. weiteren Beteiligten gilt als selbstverständlicher Bestandteil des pflegerischen Entlassungsmanagements. Die Literatur geht einhellig davon aus, dass die Planung gemeinsam mit dem Patienten und ggf. seinen Angehörigen erstellt und auf deren Interessen und Bedürfnisse abgestimmt sein sollte (Anderson und Helms 1995, Reiley et al. 1996, Bowman et al. 1998, Clare und Hofmeyer 1998, Driscoll 2000, McKenna et al. 2000, Shyu 2000, Anthony und Hudson-Barr 2004, Grimmer et al. 2006). Je nach Bedarfskonstellation sollten auch weitere Berufsgruppen einbezogen werden (z. B. Armitage und Kavanagh 1996a).

Darüber hinaus wird in Guidelines formuliert, dass das voraussichtliche Entlassungsdatum, das mit dem Patienten und seinen Angehörigen innerhalb von 24 Stunden nach der Krankenhausaufnahme besprochen werden sollte, zu dokumentieren bzw. in der Krankenakte festzuhalten ist. Die an der Versorgung des Patienten beteiligten Personen bzw. Einrichtungen sollen ggf. bereits zum Zeitpunkt des prästationären Assessments in die Entlassungsplanung einbezogen werden (Queensland Government und Queensland Health 1998). Im Falle einer bereits bestehenden Pflegebedürftigkeit werden informelle Helfer und professionelle Akteure kontaktiert und nach ihren Belangen befragt (Health & Social Care Joint Unit and Change Agents Team 2003, Zwicker und Picariello 2003).

Die Entlassungsplanung ist kontinuierlich zu überprüfen und bei Veränderungen zu aktualisieren, worüber dann auch die am Entlassungsmanagement beteiligten Personen zu informieren sind. Die Dokumentation der Entlassungsplanung soll stets auf dem aktuellen Stand gehalten werden.

Studien, die das Thema ausführlicher behandeln, zielen meist auf die Untersuchung der Frage, wie gut oder wie schlecht Patienten und Angehörige einbezogen werden (z. B. Uhlmann et al. 2005, Efraimsson et al. 2004). Teilweise ist mit empirischen Untersuchungen festgestellt worden, dass Angehörige stärker in die Entlassungsvorbereitungen einbezogen wurden als die Patienten selbst (Hartwig et al. 2004, 2008), was in manchen Konstellationen als prekär einzustufen ist. Auch Abstimmungs- und Kooperationsprobleme werden von solchen Studien aufgegriffen.

Die Erstellung einer Maßnahmenplanung selbst ist nicht Gegenstand der Forschung. Sie gehört jedoch ebenso wie die intensive Einbeziehung von Patienten und Angehörigen in der internationalen Literatur zum Standard des pflegerischen Entlassungsmanagements.

3.7.4   Durchführung: Information, Beratung, Anleitung und Schulung

Wie bereits angesprochen, lassen sich zwei übergeordnete Aufgabenbereiche des pflegerischen Entlassungsmanagements unterscheiden: 1) nicht bzw. indirekt patientenbezogene Aufgaben, die im Wesentlichen Maßnahmen der Koordination/Kommunikation betreffen, und

2) direkt patientenbezogene Aufgaben, deren Schwerpunkt bei Maßnahmen der Edukation liegt, womit in der englischsprachigen Literatur häufig das gesamte Spektrum von Information, Beratung, Anleitung und Schulung von Patienten und Angehörigen angesprochen wird[26]. Bei bestimmten Patientengruppen sind eher die Angehörigen als die Patienten selbst Adressaten der Unterstützung (vgl. Decker et al. 1999, Bartholomeyczik 2007, von Reibnitz 2007).

Edukation gilt im englischsprachigen Raum als besonders wichtiger Baustein des pflegerischen Entlassungsmanagements (Ronczy und Beddome 1990, Rorden und Taft 1990, Boyle et al. 1992, Hill 1993, Wasson und Anderson 1994, Newens et al. 1995, Jewell 1996a und b, Rieder 1996, Leske und Pelczynski 1999). Auch in Deutschland wird immer häufiger auf den wichtigen Stellenwert dieser Maßnahmen für die Entlassungsvorbereitung hingewiesen (z. B. Stenzel et al. 2002, von Renteln-Kruse et al. 2002, Wirnitzer 2002).

Information, Beratung, Anleitung und Schulung von Patienten und Angehörigen sind auch nach den vorliegenden Guidelines und anderen Standards obligatorischer Bestandteil des Entlassungsmanagements (vgl. u. a. Boyle et al. 1992, Fenerty 1993, JCAHO 2000). Die Guidelines gehen auf diese Themen allerdings in unterschiedlicher Ausführlichkeit ein. Durchgängig wird anvisiert, dass Patienten und Angehörige über ihren Gesundheitszustand und ihre Behandlung sowie bei Veränderungen der Versorgung zu informieren sind. Weiterhin sollte mit ihnen das zu erwartende Entlassungsdatum und der individuelle Entlassungsplan besprochen werden. Die für das Entlassungsmanagement verantwortliche Person soll sich auch vergewissern, ob die Informationen von den Betroffenen verstanden wurden. Dies gilt auch für die Klärung finanzieller Fragen (Health & Social Care Joint Unit and Change Agents Team 2003). In einer amerikanischen Guideline wird explizit die Vorbereitung der Betroffenen auf die nachstationäre häusliche Pflegesituation als Ziel genannt (Department of Health and Human Services/ Centers for Medicare & Medicaid Services 2007). Mit welchen Schulungs- und Beratungsmaßnahmen eine solche Vorbereitung inhaltlich zu gestalten ist, wird allerdings nicht dargelegt. Die vom amerikanischen Institut für geriatrische Pflege entwickelten Guidelines gehen an dieser Stelle spezifischer auf edukative Inhalte ein, indem sie die Befähigung zum Medikamenten- und Symptommanagement sowie zum Umgang mit Diätvorschriften als auch die allgemeine Gesundheitsförderung aufführen (Zwicker und Picariello 2003).

---

[26] Das Spektrum der Maßnahmen, die mit den Begriffen Information, Beratung und Edukation angesprochen werden, ist nach wie vor sehr weit. Darunter werden nicht nur besondere, konzeptionell definierte Maßnahmen gefasst, sondern auch die Information und Anleitung „nebenbei" im alltäglichen Versorgungsalltag (vgl. London 2003), die gegenüber dem Patienten nicht einmal unbedingt als Anleitungssequenz ausgewiesen wird. Die Wirksamkeit solcher Maßnahmen ist kaum zu beurteilen, da sie von anderen unterstützenden Maßnahmen schlecht abgrenzbar sind und damit auch nicht von empirischen Untersuchungen zur Wirksamkeit erfasst werden. In Deutschland liegen inzwischen zwei Publikationen vor, die Vorschläge zur Systematisierung und Abgrenzung von Information, Beratung, Schulung und Anleitung sowie weiterer kommunikationsintensiver Hilfen unterbreiten (Wingenfeld 2005, Schaeffer und Schmidt-Kaehler 2006).

Pflegerische Beratung im Sinne der Hilfe bei notwendigen Entscheidungen von Patienten und Angehörigen (vor allem über einen evtl. Übergang in die vollstationäre Pflege oder die Unterstützung durch Leistungsanbieter in der häuslichen Pflege) (vgl. z. B. Liedtke und Wanjura 1990, Jewell 1996a und b, Rettke 2000, Nestler et al. 2001) wird in der Literatur immer wieder als wichtig hervorgehoben, jedoch im Hinblick auf die Wertigkeit von Methoden und Instrumenten nicht näher erörtert. Auch andere Formen der Edukation werden in den meisten Publikationen als feste Bestandteile des Entlassungsmanagements, jedoch nicht detailliert in Inhalt und Struktur beschrieben (Burden 2004, Chaboyer et al. 2005, Grundböck et al. 2005, Huang und Liang 2005, Coleman et al. 2006).

Edukation beinhaltet die Vermittlung und Aneignung von Wissen (z. B. Deutung veränderter körperlicher Symptome und Anforderungen der Medikamenteneinnahme), technischen Fertigkeiten (vor allem im Umgang mit Hilfsmitteln), Pflegetechniken und ggf. auch die Förderung sozialer Kompetenzen (z. B. Umgang mit psychisch erkrankten Angehörigen) (vgl. Naylor und Shaid 1991, Fournet 1992, Wasson und Anderson 1994, Klug-Redman 1996, Naylor et al. 2000). Vorrangiges Ziel ist die Vorbereitung der Patienten und Angehörigen auf die Bewältigung der meist besonders kritischen Phase im unmittelbaren Anschluss an die Krankenhausentlassung (Lough 1996, Bull und Jervis 1997, Shyu 2000, Davison et al. 2004, Naylor et al. 2004, Weiss et al. 2007), besonders in Fällen, in denen keine Unterstützung durch ambulante Pflegedienste vorgesehen ist oder von den Betroffenen gewünscht wird.

Es wird als besonders wichtig angesehen, die Edukation von Patienten und Angehörigen planvoll in Form eines durchdachten, individuell angepassten Programms[27] und auf der Basis eines entsprechenden Assessments durchzuführen (Fournet 1992, Hill 1993, Martens 1998, Jacobs 2000). Begründet wird dies damit, dass der zeitliche Rahmen des Krankenhausaufenthaltes sehr begrenzt ist und die besonderen Belastungen, die mit der Hospitalisierung verbunden sind, eher ungünstige Bedingungen für Lernprozesse darstellen (Boyle et al. 1992, Reiley et al. 1996, Robinson und Miller 1996, Jacobs 2000). Das Assessment gilt als fachlich anspruchsvoll, weshalb mitunter der Einsatz von Pflegeexperten empfohlen wird (Fournet 1992). Planvolles Vorgehen umfasst auch die Überprüfung des vom Patienten oder Angehörigen während des Krankenhausaufenthaltes erreichten Lernstandes (Rorden und Taft 1990).

Die Inhalte der Edukation stehen in starker Abhängigkeit von der jeweiligen Zielgruppe bzw. der zugrunde liegenden Krankheitsproblematik. Häufig beschrieben sind beispielsweise Programme für Patienten mit kardiovaskulären Erkrankungen (Moore 1994, Breisch und Perez 1995, Newens et al. 1995, Huerta-Torres 1998), für Angehörige pflegebedürftiger Kinder (Crummette und Boatwright 1991, Steele und Sterling 1992, Robinson und Miller 1996, For-

---

[27] Der im anglo-amerikanischen Raum gängige Begriff „patient education" bzw. „education of caregivers" bezeichnet in allererster Linie Maßnahmen, die auf den *einzelnen* Patienten bzw. Angehörigen gerichtet sind, also z. B. nicht mit den sog. Hauspflegekursen oder allgemeinen Informationsangeboten für Patienten verwechselt werden dürfen.

syth et al. 1998) oder Patienten mit einem Bedarf an technisch aufwendiger Pflege (Ronczy und Beddome 1990, Hill 1993, Kanacki 1997). Schmerzmanagement, Selbstmanagement bei Diabetes, die Wundversorgung oder allgemeine Anforderungen bei mehrfacherkrankten alten Patienten gehören gleichfalls zu den klassischen Themen der Edukation von Patienten oder Angehörigen (Naylor und Shaid 1991, Boyle et al. 1992, Deakins 1994, Schultz et al. 1997, Hughes et al. 2000, Müller-Mundt 2001, Pieper et al. 2006). Verschiedene Studien lassen erkennen, dass die Edukation in Fragen der Medikation, die in enger Abstimmung zwischen Pflege und Medizin erfolgen sollte (Martens 1998), unabhängig von den jeweils vorliegenden Erkrankungen eine besonders hohe Aufmerksamkeit verdient (White und Holloway 1990, Boyle et al. 1992, Fournet 1992, Schultz et al. 1997, Hayes 1998, Huerta-Torres 1998, Martens 1998).

Favorisiert wird ein Vorgehen, in dem die direkte Kommunikation durch schriftliche Instruktionen ergänzt wird (Boyle et al. 1992, Newens et al. 1995, Robinson und Miller 1996, Wells 1996, Martens 1998, Carbone 1999, Johnson et al. 2003, Johnson und Sandford 2005). Empfohlen wird darüber hinaus, die Maßnahmen bei Bedarf auch noch eine gewisse Zeit nach der Krankenhausentlassung auf telefonischem Weg fortzuführen (Malnory 1997, Lee et al. 1998, Pidd und McGrory 2000). Eine Studie von Lee et al. (1998) zeigte, dass etwa die Hälfte der rund 200 einbezogenen Patienten einen entsprechenden Bedarf aufwiesen, dem auf diese Weise in den meisten Fällen ausreichend Rechnung getragen werden konnte. Transitional-Care-Modelle sehen von vornherein eine Fortsetzung der Edukation in der häuslichen Umgebung vor. Die Untersuchung von Brooten et al. (1991) zeigte beispielsweise, dass auf die Edukation (in diesem Fall von Eltern) rund zwei Drittel aller poststationär durchgeführten Pflegeinterventionen entfielen.

Ungeachtet der zentralen Bedeutung der Patienten- und Angehörigenedukation im Zusammenhang mit der Überleitung des Krankenhauspatienten, die noch in verschiedenen anderen Studien nachgewiesen wurde, darf nicht übersehen werden, dass diese Aufgabe für die Pflege in Deutschland nach wie vor eine große Herausforderung darstellt. Gemessen am Entwicklungsstand in anderen Ländern besteht Nachholbedarf sowohl bei der Qualifizierung als auch bei der Konzeptentwicklung (vgl. Müller-Mundt 2001). Vergleichsweise weit fortgeschritten ist die Pflegepraxis im Bereich der Rehabilitation (vgl. Kämmer 1992, Decker et al. 1999, Werbke 1999, Hilkenbach 2000). Für weite Teile der Krankenhausversorgung (vgl. Thomas und Wirnitzer 2001) muss jedoch davon ausgegangen werden, dass die Implementation einer an den oben skizzierten Grundsätzen ausgerichteten Patienten- und Angehörigenedukation eine anspruchsvolle Entwicklungsaufgabe darstellt. Verschiedene Studien unterstreichen diese Feststellung. In einer Befragung von Pflegeexperten wurde beispielsweise festgestellt, dass krankheits- und pflegebezogene Inhalte „nur mäßig großen Raum" in der Beratungspraxis einnehmen und alltags- und biografiebezogene sowie psychosoziale Schwerpunkte in der Beratung durch Pflegekräfte generell wenig vertreten sind (Gittler-Hebestreit 2006). In einer neueren deutschen qualitativen Studie zu Erfahrungen der Patienten stellte sich weiterhin heraus, dass diese sich weder über poststationär relevante Aspekte wie z. B. Hilfsmittel, Medikation oder körperliche Belastbarkeit informiert fühlten, noch konnten sie bestätigen, während ihres Krankenhausaufenthalts praktische Fähigkeiten zur Bewältigung der Erkrankung erlernt zu haben (Hartwig et al. 2004, 2008; vgl. Wingenfeld et al. 2007b).

Die internationale Diskussion dreht sich im Rahmen des Entlassungsmanagements in den letzten Jahren verstärkt um die Frage, wie angesichts der stetig sinkenden Krankenhausverweildauer noch zeitliche Spielräume für die Durchführung von edukativen Maßnahmen im Krankenhaus gefunden werden können. So sind Patienten im Anschluss an einen medizinischen Eingriff zunächst nur begrenzt oder gar nicht in der Lage, sich mit Fragen der Krankheitsbewältigung im Anschluss an die Krankenhausentlassung auseinanderzusetzen. Zu dem Zeitpunkt jedoch, zu dem sie wieder eine ausreichende Aufnahmebereitschaft entwickeln, steht die Entlassung häufig bereits unmittelbar bevor. Schon vor vielen Jahren ist man in den Vereinigten Staaten daher zum Teil dazu übergegangen, bereits im Vorfeld eines chirurgischen Eingriffs mit edukativen Maßnahmen zu beginnen (Lilliott 1991, Wu 1995, McDonald et al. 2004). Inzwischen gibt es Ansätze, bei elektiven Operationen bereits vor der Krankenhausaufnahme entsprechende Edukationsprogramme durchzuführen (Lange 2007).

Größere Studien zum pflegerischen Entlassungsmanagement, in denen die Effekte von Beratung, Anleitung, Schulung und Information *separat* evaluiert werden, sind eher selten. Eine randomisierte kontrollierte Studie zur Edukation von Patienten mit Herzinsuffizienz konnte signifikante Verbesserungen anhand der Kriterien Rehospitalisierungsrate, Dauer bis zur Rehospitalisierung und Mortalität nachweisen (Koelling et al. 2005). Ein Beispiel ist eine Longitudinalstudie über rund 150 zu entlassene Patienten, die nachgewiesen hat, dass sich edukative Maßnahmen auf die Bereitschaft auswirken können, aus dem Krankenhaus entlassen zu werden und sich mit den daran anschließenden Fragen auseinanderzusetzen (Weiss et al. 2007, **Evidenzlevel 2**). Als stärkster Prädiktor für die Entlassungsbereitschaft des Patienten erwies sich hier die Art und Weise der Schulung, insbesondere die Fähigkeit der professionellen Akteure, den individuellen Edukationsbedarf des Patienten zu erkennen. Eine Studie von Davison et al. (2004) zeigte auf, dass Männer nach einer radikalen Prostatektomie überwiegend große Zufriedenheit mit den angebotenen Informationen und Schulungsmaßnahmen äußerten (**Evidenzlevel 3**).

Verschiedene Reviews greifen Fragen nach den Effekten von Edukation im Kontext der Krankenhausentlassung auf, unterscheiden in der Regel aber nicht, welchem Modell die Maßnahmen zuzuordnen und ob sie Bestandteil des pflegerischen Entlassungsmanagements sind. Sie beziehen sich außerdem stets auf bestimmte Patientengruppen, so etwa auf Schlaganfallpatienten und ihre Angehörigen (Smith et al. 2008) oder Patienten, die ein künstliches Knie und Hüftgelenk erhalten (präoperative Maßnahmen, McDonald et al. 2004). Mistiaen et al. (2007) kommen in der bereits erwähnten, umfassenden Übersichtsarbeit (Meta-Analyse von 15 Reviews) zu der Schlussfolgerung, dass edukative Maßnahmen nach dem gegenwärtigen

Stand der Forschung mehr Aussichten auf eine positive Beeinflussung der gesundheitlichen Entwicklung nach der Krankenhausentlassung aufweisen als Konzepte, die keine edukativen Bestandteile aufweisen.

Der Nachweis der Wirksamkeit wird ansonsten überwiegend indirekt über die bereits dargestellten Studien zu den verschiedenen Organisationskonzepten des Entlassungsmanagements geführt. Hinzuweisen ist außerdem auf die oben angesprochene große Bedeutung, die Anleitung, Schulung, Beratung und Information von Patienten und Angehörigen in den nationalen Guidelines beigemessen wird.

3.7.5 Durchführung: Mobilisierung von Leistungen und Koordination

Wissenschaftliche Studien zu diesem Aufgabenbereich liegen, abgesehen von Untersuchungen zu den hier relevanten Problemkonstellationen (z. B. Schaeffer 1993, Anderson und Helms 1995 und 2000, Connolly 1995, Anthony und Hudson-Barr 1998, Hansen et al. 1998, Collier und Harrington 2005), nur in geringer Zahl vor. Dies ist insofern nicht verwunderlich, als die in diesem Bereich anfallenden Maßnahmen zu einem großen Teil administrative Tätigkeiten und direkte Kommunikation (mündliche/telefonische Information/Abstimmung) umfassen, die hinsichtlich der zur Anwendung kommenden Methoden und Instrumente keine besonderen Merkmale aufweisen bzw. alternative Vorgehensweisen ermöglichen.

Einige Maßnahmen und Methoden verdienen jedoch gesonderte Erwähnung. Hinzuweisen ist auf bestimmte Formen der Entscheidungsfindung im multidisziplinären Team bzw. in disziplinübergreifenden Fallbesprechungen, die in der Literatur gelegentlich beschrieben (Crummette und Boatwright 1991, Pray und Hoff 1992, Fenerty 1993, Schwarz und Harms 1997, Hegney et al. 2002, Griffin und Abraham 2006), aber kaum systematisch evaluiert wurden (O'Hare 1992). In welchem Maße die darüber hinausgehende fachliche Beratung von Mitarbeiter des Krankenhauses oder anderer Einrichtungen Bestandteil des pflegerischen Entlassungsmanagements ist, variiert je nach Organisationsmodell. Einige Evaluationsstudien liegen hierzu ebenfalls vor, beziehen sich aber nicht auf diese spezifische Aufgabe, sondern das jeweilige Organisationsmodell insgesamt (zumeist Entlassungsmanagement durch LN oder CNS) (Schneider 1992, Kirker et al. 1995, Price 1995, van Fleet und Hughes 1996, vgl. auch Liedtke und Wanjura 1990 und Garbrecht et al. 1999). Die Anleitung von Pflegekräften ambulanter Dienste in speziellen Pflegetechniken ist nach den vorliegenden Kenntnissen auch unabhängig vom Einsatz von Pflegeexperten Bestandteil des Entlassungsmanagements, wird aber selten beschrieben. Bowers und Scase (2007) berichten beispielsweise, dass im Rahmen der Entlassungsplanung von Tracheostomie-Patienten auch Pflegekräfte ambulanter Dienste im Krankenhaus geschult und beraten werden, doch handelt es sich hier mehr um einen persönlichen Erfahrungsbericht als um eine wissenschaftliche Studie. Auch zur Versorgungspraxis in Deutschland finden sich Hinweise, aber keine Evaluationsstudien (Moers und Schaeffer 1992, Schaeffer und Moers

1992, Wingenfeld 1999). Vom Einsatz spezialisierter Pflegeexperten ist ferner die Arbeitsteilung zwischen den an der Patientenversorgung beteiligten Pflegekräften abhängig. Wo sie eingesetzt werden, übernehmen sie häufig Anleitungs-, Koordinations- und Kontrollfunktionen in der Zusammenarbeit mit Stationspflegekräften, etwa indem sie bestimmte Aufgaben der Entlassungsvorbereitung (z. B. Edukation) delegieren und deren Durchführung überwachen (vgl. Naylor 1990b, Hill 1993).

Zum Aufgabenbereich der Koordination/Kommunikation ist auch die Informationsübermittlung an poststationär beteiligten Versorgungseinrichtungen in Form eines Überleitungsbogens oder Pflegeverlegungsberichtes zu rechnen. Diese Dokumentationsinstrumente gelten in Deutschland als ein Kernelement des pflegerischen Entlassungsmanagements. Standardisierten Formen der Informationsübermittlung wird hierbei eindeutig der Vorzug gegeben. Auffällig ist allerdings auch, dass dies in anderen Ländern so selbstverständlich ist, dass sich selten Publikationen finden, die solche Dokumentationsinstrumente explizit vorstellen oder in ihrer Bedeutung diskutieren (vgl. Naylor und Shaid 1991, Fenerty 1993, Mead 1994, Simpson 1996, Bull und Roberts 2001)[28]. Anders die Situation in Deutschland: Hier stellt der Überleitungsbogen nach wie vor ein sehr wichtiges Thema im Zusammenhang mit dem pflegerischen Entlassungsmanagement dar[29].

Nur vereinzelt sind empirische Studien zu Überleitungsbögen zu finden. Bei der Analyse von 20 Projekten zur Pflegeüberleitung stellten beispielsweise Dörpinghaus et al. (2004) u. a. fest, dass die Überleitungsbögen in der Vollständigkeit und Qualität der Inhalte stark differieren. Im Rahmen einer weiteren Untersuchung, die der Frage nachgeht, welchen Beitrag Überleitungsbögen für die Versorgungskontinuität leisten können (Höhmann und Trieschmann 2005), wurde eine inhaltsanalytische Auswertung von 52 verschiedenen Überleitungsbögen aus Kliniken vorgenommen. Dabei wurde festgestellt, dass die Inhalte überwiegend defizitorientiert formuliert sind, nur wenig Raum für individuelle Freitextangaben besteht und zu selten vorgesehen ist, Ressourcen, Interessen oder subjektive Bedürfnisse des Patienten darzustellen. Eine Evaluation des Einsatzes von Überleitungsbögen in verschiedenen stationären und ambulanten Einrichtungen (Dangel und Korporal 2004) deckte ebenfalls Schwachstellen auf und stellte hierbei einen Zusammenhang mit Qualifikationsdefiziten der Mitarbeiter fest. Diese schließen Mängel der fachsprachlichen Darstellung und Erläuterung oder Begründung pflegerelevanter Probleme ein. Darüber hinaus wurde ein enger Zusammenhang zwischen der Qualität der Dokumentation und der Schulung der Pflegekräfte festgestellt.

---

[28] Die australischen Guidelines begnügen sich mit der allgemeinen Vorgabe, dass die Entlassungsunterlagen innerhalb von 24 Stunden nach der Entlassung an die entsprechenden poststationär beteiligten Versorgungseinrichtungen bzw. Gesundheitsprofessionellen weiterzureichen sind (Queensland Government and Queensland Health 1998).

[29] Vgl. Bornitz 1998, Schweizer et al. 1998, Schmölders et al. 1999, Courte-Wienecke et al. 2000, Krause 2000, Dangel und Korporal 2001 und 2004, Götzinger 2001, Hübinger und Reichel 2001, Hübner und Giehoff 2002, Betz et al. 2003, Piroška 2003, Satzinger et al. 2004, Höhmann und Trieschmann 2005, Richter 2005, Spiller und Gittler-Hebestreit 2005, Eine und Ossenbühl 2006.

Aufgrund des Mangels an vergleichenden, ergebnisorientierten Evaluationsstudien ist die Evidenz des Nutzens von Überleitungsbögen streng genommen nicht zu beurteilen, allerdings betonen alle der in der Literatur auffindbaren Hinweise die Bedeutung von Überleitungsbögen für die Sicherstellung von Versorgungskontinuität (Expertenmeinungen, **Evidenzlevel 4**).

3.7.6 Kontrolle und Evaluation

Andere wichtige Aufgabenschwerpunkte, die der Standard zum pflegerischen Entlassungsmanagement nennt, werden auch in den neueren Studien zumeist als integraler Bestandteil des Entlassungsmanagements behandelt, aber nicht einer gesonderten Evaluation unterzogen. Dies ist aufgrund der methodischen Schwierigkeiten, sie im Hinblick auf ihre Wirksamkeit zu isolieren bzw. isoliert zu untersuchen, auch nicht anders zu erwarten.

Dies gilt auch für die Überprüfung der Entlassungsplanung, die rechtzeitig, aber zeitnah vor der Entlassung selbst erfolgen soll. In der Literatur wird größtenteils angegeben, dass dies ca. 24 Stunden vor der Entlassung des Patienten erfolgen soll. Zum Teil werden für diese Aufgabe einfache Checklisten verwendet (Mead 1994, Ferguson 1997, Hedges et al. 1998, Rudd und Smith 2002, Dai et al. 2003, Grundböck et al. 2005, Steeman et al. 2006). Die Beantwortung der Frage, welche Sachverhalte hierbei im Einzelnen überprüft werden sollen, steht in Abhängigkeit zur jeweiligen Patientengruppe. Warren et al. (2003) beispielsweise schildern als einen wichtigen Bestandteil der Überprüfung der Entlassungsplanung von künstlich beatmeten Patienten, dass ein pflegender Angehöriger 72 Stunden lang demonstriert, den Patienten tatsächlich selbständig versorgen zu können.

In den Guidelines wird interessanterweise zum Teil recht konkret auf die Überprüfung der Vorbereitungen eingegangen. Da die Auflistung und Beschreibung der einzelnen Tätigkeiten in den jeweiligen Guidelines variieren, begnügen sich die folgenden Ausführungen mit einem Beispiel (Health & Social Care Joint Unit and Change Agents Team 2003).

In den Guidelines des britischen Gesundheitsministeriums wird zunächst festgehalten, dass die Anordnung der Entlassung 48 Stunden vor der Entlassung fertigzustellen ist. Außerdem wird die Verwendung von Checklisten empfohlen. Die erste Checkliste gibt Auskunft über erledigte Aufgaben und sollte ebenfalls 48 Stunden vor der Entlassung ausgefüllt sein. Wesentliche Punkte sind:

- Dem Patienten wurde schriftlich und mündlich Auskunft erteilt.

- Die Pflege des Patienten wurde mit den Angehörigen besprochen.

- Die Vereinbarungen mit dem Patienten und den Angehörigen wurden bestätigt.

- Die pflegenden Angehörigen können mit den Hilfsmitteln umgehen.

- Die Übertragung der Verantwortung vom Koordinator für die Entlassungsplanung an eine neue, verantwortliche Person ist erledigt und wurde bestätigt.

- Der Überleitungsbogen ist vervollständigt und unterschrieben.

- Der Brief für den Hausarzt ist geschrieben.

- Der Brief ist zur primären Versorgungsinstanz per Mail oder Fax verschickt.

- Der Transport des Patienten ist sichergestellt.

- Die Vereinbarungen für die häusliche Versorgung wurden von den später einzuschaltenden Akteuren (Pflegedienst etc.) bestätigt.

- Ein Training für Patienten und Angehörige im Umgang mit Hilfsmitteln wurde durchgeführt.

- Angehörige wurden aufgefordert, für den Patienten Kleidung mitzubringen.

Weiterhin werden die Patienten angehalten, den Entlassungsplan zu unterzeichnen und damit zu dokumentieren, dass sie die benötigten Informationen und Instruktionen empfangen und verstanden haben (dieser Punkt ist in mehreren Guidelines zu finden). Am Tag der Entlassung ist dann – diesmal gemeinsam mit dem Patienten – eine weitere Checkliste zu folgenden Aufgaben zu bearbeiten:

- Haustürschlüssel sind vorhanden, Heizung ist ggf. angestellt, Nahrungsmittel sind zu Hause vorhanden.

- Die Medikation wurde mit dem Patienten und/oder den Angehörigen besprochen.

- Die Verschreibungen wurden in die Wege geleitet.

- Die Verschreibung der Medikamente wurde ausgehändigt.

- Therapeuten und Pflegekräfte sind informiert.

- Die Anordnung ambulanter Pflege wurde erledigt.

- Die Transportmöglichkeit für den Patienten wurde bestätigt.

Die *poststationäre Kontaktaufnahme* stellt ein zweites, gesondertes Thema dar, da sie je nach Organisationskonzept sehr unterschiedlich ausgestaltet sein kann und nicht bei jeder Form des pflegerischen Entlassungsmanagements vorgesehen ist. Mehrere Publikationen berichten von einer poststationären Kontaktaufnahme (telefonisches Follow-up und/oder Hausvisiten) auf Initiative des Krankenhauses (Davison et al. 2004, Griffiths 2004, Guttman et al. 2004, Kleinpell 2004, Lin et al. 2005, Coleman et al. 2006), bei Transitional-Care-Modellen sind sie integrierter Bestandteil des Konzeptes. In anderen Publikationen wird lediglich darauf hingewiesen, dass der Patient im Bedarfsfall Kontakt zu einem Ansprechpartner im Krankenhaus aufnehmen kann (Foust 2007). Vereinzelt finden sich gesonderte Programme telefonischer Begleitung von Risikopatienten (Shu et al. 1996).

Das Spektrum der Kontaktaufnahmen reicht von einmaligen Telefonanrufen bis hin zu Hausbesuchen mit zeitlich ausgedehnten Anleitungssequenzen (Transitional Care). Ein telefonisches Follow-up wurde u. a. in der Studie von Davison et al. (2004) evaluiert. Die Patienten bewerteten die Möglichkeit, nach der Entlassung noch telefonisch Fragen stellen zu können, als sehr positiv. In einigen Fällen wurde angemerkt, dass ein Follow-up am zweiten poststationären Tag zu früh sei und zu einem späteren Zeitpunkt sinnvoller erscheine, da sich Probleme erst später zeigen würden. Johnson (2000) berichtet über signifikante Effekte bei kardiologischen Patienten, die einen Monat lang telefonisch begleitet und bei Bedarf beraten wurden (insbesondere Rückgang der Probleme bei der Wundversorgung). Eine andere Studie mit einem vergleichbaren, aber deutlich kleineren Patientenkollektiv (Roebuck 1999) konnte keinen Effekt auf Angst und depressive Stimmungslage nachweisen. Eine randomisierte kontrollierte Studie von Weaver und Doran (2001, ebenfalls kardiologische Patienten) konnte einen positiven Effekt auf Patientenzufriedenheit, Depression und Rehospitalisierungen aufzeigen, doch waren die Ergebnisse nicht signifikant. Weitere Studien (McIntosh und Worley 1994, Boter et al. 2000, Dudas et al. 2001, Riegel et al. 2002, Wong et al. 2005) dokumentieren moderate, aber positive Effekte des telefonischen Follow-ups für verschiedene Patientengruppen.

Mistiaen und Poot (2007) kommen zu anderen Ergebnissen. Sie haben eine Meta-Analyse zur Effektivität des telefonischen Follow-ups nach der Krankenhausentlassung durchgeführt. In die Untersuchung wurden 33 Studien eingeschlossen, die insgesamt 5110 Patienten umfassen. Ein großer Teil der Studien war von geringer methodischer Qualität. Die Formen der Durchführung des telefonischen Follow-ups waren sehr variabel hinsichtlich der verantwortlichen Berufsgruppe, der Häufigkeit, Dauer und Struktur. Es wurden viele verschiedene, selten vergleichbare Outcomes gemessen. Insgesamt ließ sich keine Evidenz für Effekte des telefonischen Follow-ups feststellen.

An diesem Punkt ist ebenfalls auf die Meta-Analyse von Mistiaen et al. (2007) hinzuweisen, die das Fazit ziehen, dass Maßnahmen, die nach der Entlassung bis hinein in die häusliche Umgebung durchgeführt werden, offenkundig größere Wirksamkeit versprechen als Maßnahmen, die die Sektorengrenzen nicht überschreiten.

Es zeigen sich also eher widersprüchliche Ergebnisse. Die Forschung liefert *keine eindeutige* Evidenz, dass eine poststationäre Kontaktaufnahme wesentlich bessere Ergebnisse des Entlassungsmanagements ermöglicht. Aus dem Blickwinkel der Praxis und, wie einige der angesprochenen Studien gezeigt haben, aus der Perspektive der Patienten hat sich die wenig aufwendige Kontaktaufnahme nach der Entlassung allerdings bewährt. Man kann jedenfalls davon ausgehen, dass aus der Perspektive der Patienten ein Bedarf an solchen Kontaktmöglichkeiten besteht (McMurray et al. 2007).

3.8 Fazit

Nach den Ergebnissen der aktualisierten Literaturanalyse gibt es keinen Anlass zu weitreichenden Modifizierungen des Expertenstandards. Die Forschung der letzten Jahre hat keine grundlegend neuen Erkenntnisse hervorgebracht, sondern Ergebnisse von Studien, die bereits in früheren Jahren durchgeführt wurden, weitgehend bestätigt.

Es war möglich, in einigen Punkten präzisere Bewertungen zu formulieren als im Jahr 2002. Dies gilt u. a. für die Benennung der Faktoren, die ein erhöhtes Risiko der mangelnden Bewältigung der poststationären Phase mit sich bringen. Unter Berücksichtigung neuerer Forschungsergebnisse spricht außerdem einiges dafür, der Umsetzung von Konzepten Priorität zuzuweisen, die gesonderte Organisationseinheiten und den Einsatz von Pflegeexperten vorsehen. Aus dem Blickwinkel einer evidenzbasierten Pflege wären also Transitional-Care-Modelle, Modelle der Pflegeüberleitung, Modelle des pflegerischen Krankenhaus-Case-Managements und vergleichbare Modelle vorzuziehen.

Auch wurden die verschiedenen Organisationsformen des initialen Assessments konkreter herausgearbeitet. Die Zuständigkeit für diese Komponente des Entlassungsmanagements muss nicht notwendigerweise von der Fachkraft durchgeführt werden, die auch für den weiteren Verlauf des Entlassungsmanagements zuständig ist. In Betracht kommen sehr unterschiedliche tragfähige Lösungen, und mit der immer stärkeren Tendenz zur Prozesssteuerung im Krankenhaus und zur Einführung klinischer Pfade wird die Integration des initialen Assessments in ein umfassenderes „Aufnahmemanagement" zunehmen.

3.9 Literaturverzeichnis

1. Al-Asseri, A.A.; Al-Achi, A.; Greenwood, R. (2001): Counseling and Post-Discharge Care. Saudi Pharmaceutical Journal 9, Nr. 2, 119-121

2. Anderson, M.A.; Helms, L.B. (1995): Communication between continuing care organizations. Research in Nursing & Health 18, Nr. 1, 49-57

3. Anderson, M.A.; Helms, L.B. (2000): Talking about patients: communication and continuity of care. Journal of Cardiovascular Nursing 14, Nr. 3, 15-28

4. Anderson, G.F.; Steinberg, E.P. (1984): Hospital readmissions in the medicare population. New England Journal of Medicine 311, Nr. 21, 1349-1353

5. Anderson, M.A.; Helms, L.B.; Hanson, K.S.; DeVilder, N.W. (1999): Unplanned hospital read-missions: a home care perspective. Nursing Research 48, Nr. 6, 299-307

6. Anthony, M.K.; Hudson-Barr, D.C. (1998): Successful patient discharge. A comprehensive mo-del of facilitators and barriers. Journal of Nursing Administration 28, Nr. 3, 48-55

7. Anthony, M.K.; Hudson-Barr, D. (2004): A Patient-Centered Model of Care for Hospital Dischar-ge. Clinical Nursing Research 13, Nr. 2, 117-136

8. Archibald, G. (2003): Patients' experiences of hip fracture. Journal of Advanced Nursing 44, Nr. 4, 385-392

9. Arling, G.; Williams, A.R.; Kopp, D. (2000): Therapy use and discharge outcomes for elderly nursing home residents. The Gerontologist 40, Nr. 5, 587-595

10. Armitage, S.K.; Kavanagh, K.M.(1996a): Hospital nurses' perceptions of discharge planning for medical patients. Australian Journal of Advanced Nursing 14, Nr. 2, 16-23

11. Armitage, S.K.; Kavanagh, K.M. (1996b): The discharge liaison nurse at the interface of hospital and community nursing services. International Journal of Nursing Practice 2, Nr. 4, 215-221

12. Armitage, S.K.; Kavanagh, K.M. (1998): Consumer-orientated outcomes in discharge planning: a pilot study. Journal of Clinical Nursing 7, 67-74

13. Arts, S.E.J.; Francke, A.L.; Hutton J.B.F. (2000): Liaison nursing for stroke patients: results of a Dutch evaluation study. Journal of Advanced Nursing 2, Nr. 2, 292-300

14. Arundel, C.; Glouberman, S. (2001): An analysis of blockage to the effektive transfer of clients from acute care to home care. Untersuchungsbericht der Canadian Policy Research Networks Inc. (o.O.)

15. Bach, M.; Nikolaus, T. (1998): Das Konzept der Übergangsbetreuung: Geriatrisches Zentrum Bethanien am Klinikum der Universität Heidelberg. In: Garms-Homolová, V.; Schaeffer, D. (Hrsg.): Medizin und Pflege: Kooperation in der ambulanten Versorgung. Wiesbaden: Ullstein, 161-178

16. Bähr-Heintze, K.; Knese, M.; Müller, M. (2002): Pflegeüberleitung: Aufgaben – Wissen – Fertig-keiten – Schlüsselqualifikationen. Ein Projektbericht zur Pflegeüberleitung aus dem Klinikum der Philipps-Universität Marburg. Forum Krankenhaussozialarbeit, Nr. 4, 8-13

17. Bakewell-Sachs, S.; Carlino, H.; Ash, L.; Thurber, F.; Guyer, K.; Deatrick, J.A.; Brooten, D. (2000): Home care considerations for chronic and vulnerable populations. Nurse Practitioner Forum 11, Nr. 1, 65-72

18. Barnes, S. (2000): Arc you watching the clock? Let criteria define discharge readiness. Journal of Perianesthesia Nursing 15, Nr. 3, 174-176

19. Bartholomeyczik, S. (2007): Kurze Verweildauer im Krankenhaus – die Rolle der Pflegenden. Pflege & Gesellschaft 12, Nr. 2, 135-149

20. Baum, M.C.; Edwards, D.F. (2000): Documenting productive behaviors. Using the functional behavior profile to plan discharge following stroke. Journal of Gerontological Nursing 26, Nr. 4, 34-40

21. Bayard, J.M.; Calianno, C.; Mee, C.L. (1997): Care coordinator - blending roles to improve pati-ent outcomes. Nursing Management 28, Nr. 8, 49-51

22. Beard, H. (2005): Does intermediate care minimize relocation stress for patients leaving the ICU? Nursing in Critical Care 10, Nr. 6, 272-278

23. Becker, V. (2007): Konzept zur Implementierung des Expertenstandards Entlassungsmanagement. Hamburg: Diplomica GmbH

24. Bell, P.L. (1994): Neonatal case management: a challenge for advanced practice nurses. Journal of Perinatal and Neonatal Nursing 8, Nr. 2, 48-56

25. Betz, D.; Hof, S.; Sehring, U. (2003): Versorgungskette ohne Brüche. Pflegeüberleitung zwischen stationär und ambulant. Forum Sozialstation 27, Nr. 120, 31-33

26. Biefang, S.; Potthoff, P.; Schliehe, F. (1999): Assessmentverfahren für die Rehabilitation. Göttingen: Hogrefe

27. Bixby, M. B.; Konick-McMahon, J.; McKenna, C.G. (2000): Applying the transitional care model to elderly patients with heart failure. Journal of Cardiovascular Nursing 14, Nr. 3, 53-63

28. Blaylock, A.; Cason, C.L. (1992): Discharge planning: predicting patients' needs. Journal of Gerontological Nursing 18, Nr. 7, 5-10

29. Blumenthal, S.; Bell, V.; Neumann, N.U.; Schüttler, R.; Vogel, R. (1986): Berufliche Handicaps als Risikofaktoren für eine Wiedereinweisung von ersthospitalisierten psychiatrischen Patienten – Ergebnisse einer prospektiven Längsschnittuntersuchung. Die Rehabilitation 25, Nr. 3, 112-115

30. Böhm, E. (1992): Ist heute Montag oder Dezember? Erfahrungen mit der Übergangspflege. Bonn: Psychiatrie Verlag

31. Böhme, H.; Finke, J.; Teusch, L. (1998): Effekte stationärer Gesprächspsychotherapie bei verschiedenen Krankheitsbildern: 1-Jahres-Katamnese. Psychotherapie, Psychosomatik, medizinische Psychologie 48, Nr. 1, 20-29

32. Bornitz, D. (1998): Der Pflegeüberleitungsbrief. Die Schwester; Der Pfleger 37, Nr. 12, 1022-1023

33. Boter, H.; Mistiaen, P.; Groenewgen, I. (2000): A randomized trial of a Telephone Reassurance Programme for patients recently discharged from an ophthalmic unit. Journal of Clinical Nursing 9, Nr. 2, 199-206

34. Bours, G.J.J.W.; Ketelaars, C.A.J.; Frederiks, C.M.A.; Abu-Saad, H.H.; Wouters E.F.M. (1998): The effects of aftercare on chronic patients and frail elderly patients when discharged from hospital: a systematic review. Journal of Advanced Nursing 27, 1076-1086

35. Bowers, B.; Scase, C. (2007): Tracheostomy: facilitating succesfull discharge from hospital to home. British Journal of Nursing 16, Nr. 8, 476-479

36. Bowles, K.H.; Foust, J.B.; Naylor, M.D. (2003): Hospital Discharge Referral Decision Making: A Multidisciplinary Perspective. Applied Nursing Research 16, Nr. 3, 134-143

37. Bowlyow, J.E. (1990): Acute and long-term care linkages: a literature review. Medical Care Review 47, Nr. 1, 75-103

38. Bowman, K.F.; Rose, J.H.; Kresevic, D. (1998): Family caregiving of hospitalized patients. Caregiver and nurse perceptions at admission and discharge. Journal of Gerontological Nursing 24, Nr. 8, 8-16

39. Boyle, K.; Nance, J.; Passau-Buck, S. (1992): Post-hospitalization concerns of medical-surgical patients. Applied Nursing Research 5, Nr. 3, 122-126

40. Brandt, F. (2005): Pflegeüberleitung, Patientenüberleitung, Entlassungsmanagement – Pflegebedürftige an der Schnittstelle zwischen Krankenhaus und nachstationärer Versorgung. Saarbrücken: Institut für Sozialforschung und Sozialwirtschaft

41. Bräutigam, C.; Klettke, N.; Kunstmann, W.; Prietz, A.; Sieger, M. (2005): Versorgungskontinuität durch Pflegeüberleitung? Ergebnisse einer teilnehmenden Beobachtung. Pflege 18, Nr. 2, 112-120

42. Breisch, A.J.; Perez, J.A. (1995): The cardiovascular clinical nurse specialist as case manager during endovascular revascularization of renal artery stenosis. Journal of Vascular Nursing 13, Nr. 1, 14-20

43.   Brocklehurst, N.; Butterworth, T. (1996): Establishing good practices in continuing care: a descriptive study of community nursing services for people with HIV infection. Journal of Advanced Nursing 24, Nr. 3, 488-497

44.   Brooten, D. (1995): Perinatal care across the continuum: early discharge and nursing home follow-up. Journal of Perinatal and Neonatal Nursing 9, Nr. 1, 38-44

45.   Brooten, D.; Naylor, M.D. (1999): Transitional environments. In: Hinshaw, A.S.; Feetham, S.L.; Shaver, J.L. (Hrsg.): Handbook of clinical nursing research. Thousand Oaks: Sage, 641-653

46.   Brooten, D.; Kumar, S.; Brown, L. et al. (1986): A randomized clinical trial of early discharge and home follow-up of very low birthweight infants. New England Journal of Medicine 315, 934-939

47.   Brooten, D.; Knapp, H.; Jacobsen, B.; Arnold, L. (1996): Early discharge and home care after unplanned cesarean birth: nursing care time. Journal of Obstetric, Gynecologic, and Neonatal Nursing 25, Nr. 7, 595-599

48.   Brooten, D.; Gennaro, S.; Knapp, H.; Jovene, N.; Brown, L.; York, R. (1991): Functions of the CNS in early discharge and home followup of very low birthweight infants. Clinical Nurse Specialist 5, Nr. 4, 196-201

49.   Brooten, D.; Roncoli, M.; Finkler, S.; Arnold, L.; Cohen, A.; Mennuti, M. (1994): A randomized clinical trial of early hospital discharge and nurse specialist home followup of women with unplanned cesarean birth. Obstetrics Gynecology 84, 832-838

50.   Browne, R.; Biancolillo, K. (1997): Fusing roles: the ambulatory care nurse as case manager. Nursing Management 28, Nr. 9, 30-31

51.   Brüggemann, R.; Osterbrink, J.; Benkenstein, J. (2002): Pflegeüberleitung: die Sicht der Patienten und notwendige Konsequenzen für die Organisation Krankenhaus. Pflege 15, Nr. 2, 79-85

52.   Buckley-Viertel, D. (Hrsg.) (2001): Studieren und pflegen in den USA. Bern: Huber

53.   Bull, M.J. (1994a): A discharge planning questionnaire for clinical practice. Applied Nursing Research 7, Nr. 4, 193-207

54.   Bull, M.J. (1994b): Elders' and family members' perspectives in planning for hospital discharge. Applied Nursing Research 7, Nr. 4, 190-192

55.   Bull, M.J.; Jervis, L.L. (1997): Strategies used by chronically ill older women and their caregiving daughters in managing posthospital care. Journal of Advanced Nursing 25, Nr. 3, 541-547

56.   Bull, M.J.; Roberts, J. (2001): Components of a proper hospital discharge for elders. Journal of Advanced Nursing 35, Nr. 4, 571-581

57.   Bull, M.J.; Hansen, H.E.; Gross, C.R. (2000): A professional-patient partnership model of discharge planning with elders hospitalized with heart failure. Applied Nursing Research 13, Nr. 1, 19-28

58.   Burden, N. (2004): Discharge Planning for the Elderly Ambulatory Surgical Patient. Journal of Perianesthesia Nursing 19, Nr. 6, 401-405

59.   Butz A.M.; Lears, M.K.; O'Neil, S.; Lukk, P. (1998): Home intervention for in utero drug-exposed infants. Public Health Nursing 15, Nr. 5, 307-318

60.   Camberg, L.C.; Smith, N.E.; Beaudet, M.; Daley, J.; Cagan, M.; Thibault, G. (1997): Discharge destination and repeat hospitalizations. Medical Care 35, Nr. 8, 756-767

61.   Campbell R.L.; Banner, R.; Konick-McMahan, J.; Naylor, M.D. (1998): Discharge planning and home follow-up of the elderly patient with heart failure. Geriatric Nursing 33, Nr. 3, 497-513

62.   Capen, C.L.; Dedlow, E.R. (1998): Discharging ventilator-dependent children: a continuing challenge. Journal of Pediatric Nursing 13, Nr. 3, 175-184

63.   Caplan, G.A.; Williams, A.J.; Daly, B.; Abraham, K. (2004): A Randomized, Controlled Trial of Comprehensive Geriatric Assessment and Multidisciplinary Intervention After Discharge of Elderly from the Emergency Department – The DEED II Study. Journal of American Geriatrics Society 52, Nr. 9, 1417-1423

64.   Carbone, L.M. (1999): An interdisciplinary approach to the rehabilitation of open-heart surgical patients. Rehabilitation Nursing 24, Nr. 2, 55-61

65.   Carter, H.; MacInnes, P. (1996): Nursing attitudes to the care of elderly patients at risk of continuing hospital care. Journal of Advanced Nursing 24, Nr. 3, 448-455

66. Cassetta, R.A. (1993): Liaison nurses ensure continuity of care. American Nurse 25, Nr .4, 10

67. Center for Medicaid and State Operations; Survey & Certification Group (2008): Hospitals – Restraint; Seclusion Interpretive Guidelines & Updated State Operations Manual (SOM) Appendix A. Maryland [URL: http://www.cms.hhs.gov/SurveyCertification GenInfo/downloads/ SCLetter08-18.pdf, 30.06.08]

68. Chaboyer, W.; James, H.; Kendall, M. (2005): Transitional Care after the Intensive Care Unit: Current Trends and Future Directions. Critical Care Nurse 25, Nr. 3, 16-29

69. Chaboyer, W.; Foster, M.; Kendall, E.; James, H. (2002): ICU nurses' perceptions of discharge planning: a pre-liminary study. Intensive and Critical Care Nursing 18, Nr. 2, 90-95

70. Chang, S.H.; Chiu, Y.H.; Liou, I.P. (2003): Risks for unplanned hospital readmission in a teaching hospital in southern Taiwan. International Journal of Nursing Practice 9, Nr. 6, 389-395

71. Charlesworth, G.A.; McKenzie, P.A. (1996): Unit discharge planning model. Clinical Nurse Specialist 10, Nr. 2, 102-105

72. Chiovenda, P.; Vincentelli, G.M.; Alegiani, F. (2002): Cognitive Impairment in Elderly ED Patients: Need for Multidimensional Assessment for Better Management After Discharge. The American Journal of Emergency Medicine 20, 332-335

73. Clare J.; Hofmeyer, A. (1998): Discharge Planning and continuity of care for aged people: indicators of satisfaction and implications for practice. Australian Journal of Advanced Nursing 16, Nr. 1, 7-13

74. Closs, S.J.; Tierney, A.J. (1993): The complexities of using a structure, process and outcome framework: the case of an evaluation of discharge planning for elderly patients. Journal of Advanced Nursing 18, Nr. 8, 1279-1287

75. Coleman, E.A.; Boult, C. (2003): Improving the Quality of Transitional Care for Persons with Complex Care Needs. American Geriatrics Society 51, Nr. 4, 556-557

76. Coleman, E.A.; Parry, C.; Chalmers, S.; Min, S.-J. (2006): The Care Transitions Intervention. Results of a Randomized Controlled Trial. Archives of Internal Medicine 166, Nr. 25, 1822-1828

77. Collier, E.J.; Harrington, C. (2005): Discharge planning, nursing home placement, and the Internet. Nursing outlook 53, Nr. 2, 95-103

78. Congdon, J.G. (1994): Managing the incongruities: the hospital discharge experience for elderly patients, their families, and nurses. Applied Nursing Research 7, Nr. 3, 125-131

79. Conger, M.M. (1996): Integration of the clinical nurse specialist into the nurse case manager role. Nursing Case Management 1, Nr. 5, 230-234

80. Connolly, M.L. (1991): Ambulatory surgery and prepared discharges: effects on orthopedic patients and nursing practice. Nursing Clinics of North America 26, Nr. 1, 105-112

81. Connolly, J. (1995): What do nurses want from social workers? Nursing Times 91, Nr. 46, 38-39

82. Considine, J.; Brennan, D. (2007): Effect of an evidence-based education programme on ED discharge advice for febrile children. Journal of Clinical Nursing 16, 1687-1694

83. Corbin, J. M. (1998): The Corbin and Strauss Chronic Illness Trajectory Model: An Update. Scholarly Inquiry Of Nursing Practice 12, 33-41

84. Corbin, J. M.; Strauss, A. L. (2004): Weiterleben lernen: Verlauf und Bewältigung chronischer Krankheit. 2. Auflage. Bern: Huber

85. Cotera-Perez-Perez, O. (2005): Discharge Planning in Acute Care and Long-Term Facilities. The Journal of Legal Medicine 26, Nr. 1, 85-94

86. Courte-Wienecke, S.; Wenng, S.; Herkert, B.; Satzinger, W. (2000): Der Patienten-Begleitbogen. Projekt zur besseren Kommunikation zwischen ambulanter und stationärer Versorgung. Forum Sozialstation 24, Nr. 107, 14-17

87. Cox, C.; Verdieck, M.J. (1994): Factors affecting the outcomes of hospitalized dementia patients: from home to hospital to discharge. Gerontologist 34, Nr. 4, 497-504

88. Crotty, M.; Whitehead, C.H.; Wundke, R.; Giles, L.C.; Ben-Tovim, D.; Phillips P.A. (2005): Transitional care facility for elderly people in hospital awaiting a long term care bed: randomised controlled trial. BMJ 331, Nr. 7525, 1110

89. Crummette, B.D.; Boatwright, D.N. (1991): Case management in inpatient pediatric nursing. Pediatric Nursing 17, Nr. 5, 469-473

90. Cummings, S.M. (1999): Adequacy of discharge plans and rehospitalization among hospitalized dementia patients. Health and Social Work 24, Nr. 4, 249-259

91. Cunningham, M.F.; Hanson-Heath, C.; Agre, P. (2003): A perioperative nurse liaison program. Journal of Nursing Care Quality 18, Nr. 1, 16-21

92. Curry, A. (1991): Returning home with confidence. Discharge planning in stoma care: a conceptual framework. Professional Nurse 6, Nr. 9, 536-539

93. Dahlhaus, H. (1996): Pflege onkologischer Patienten: „Brückenpflege" erleichtert den Übergang vom Krankenhaus in den häuslichen Bereich. Pflegezeitschrift 49, Nr. 4, 237-238

94. Dai, Y.T.; Chang, Y.; Hsieh, C.Y.; Tai, T.Y. (2003): Effectiveness of a Pilot Project of Discharge Planning in Taiwan. Research in Nursing & Health 26, 53-63

95. Daly, S.; Sawchuk, P.J.; Wertenberger, D.H. (2000): Sending the elderly home. Assessing the risk. The Canadian Nurse, Nr. 3, 27-30

96. Dangel, B. (2004): Pflegerische Entlassungsplanung – Ansatz und Umsetzung mit dem Expertenstandard. München: Urban & Fischer

97. Dangel, B.; Korporal, J. (2001): Bericht zur Pflegeüberleitung muss von allen Beteiligten verstanden werden. Pflegezeitschrift 54, Nr. 7, 475-478

98. Dangel, B.; Korporal, J. (2004): Pflegerische Überleitung: Der Expertenstandard steckt den Rahmen ab. Pflegezeitschrift 57, Nr. 10, 707-710

99. Dangel, B.; Wingenfeld, K. (2002): Literaturstudie. In: Deutsches Netzwerk für Qualitätsentwicklung in der Pflege (DNQP) (Hrsg.): Sonderdruck Expertenstandard Entlassungsmanagement in der Pflege. Osnabrück: DNQP, 20-60

100. Dash, K.; Zarle, N.C.; O'Donnell, L.; Vince-Whitman, C. (Hrsg.) (2000): Entlassungsplanung Überleitungspflege. München: Urban & Fischer

101. Davison, B.J.; Moore, K.N.; MacMillan, H.; Bisaillon, A.; Wiens, K. (2004): Patient Evaluation of a Discharge Program Following a Radical Prostatectomy. Urologic Nursing 24, Nr. 6, 483-489

102. DBfK – Deutscher Berufsverband für Pflegeberufe (Hrsg.) (1995): Betreute Überleitung. Ein Beitrag zur Vernetzung? Berlin: Eigenverlag

103. Deakins, D. A. (1994): Teaching elderly patients about diabetes. American Journal of Nursing 94, Nr. 4, 38-43

104. Decker, L.; Hattrup, B.; Snöink, P.; Tewes-Ahrnsen, S. (1999): Die Verantwortung für die Anleitung der Angehörigen liegt bei den Pflegenden. Pflegezeitschrift 52, Nr. 7, 474-477

105. Dendukuri, N.; McCusker, J.; Belzile, E. (2004): The Identification of Seniors At Risk Screening Tool: Further Evidence of Concurrent and Predictive Validity. Journal of the American Geriatrics Society 52, Nr. 2, 290-296

106. Department of Health and Human Services/Centers for Medicare & Medicaid Services (2007): § 482.43 Condition of participation: Discharge planning. Maryland, 527-528 [URL: http://cfr.vlex.com/vid/482-condition-participation-discharge-19811453, 30.06.08)

107. Dieffenbach, S.; Winkel, S. (2001): Kooperation in der Gesundheitsversorgung. Pflege Aktuell 10, 526-529

108. Domscheit, S.; Wingenfeld, K. (1996): Pflegeüberleitung in Nordrhein-Westfalen. Konzeptionelle Entwicklungen, Problemfelder und Anforderungen. Veröffentlichungsreihe des Instituts für Pflegewissenschaft an der Universität Bielefeld (IPW), P96-100. Bielefeld: IPW

109. Donaldson, S.K. (2000): Breakthroughs in Scientific Research: The Discipline of Nursing, 1960-1999. In: Goeppinger, J. (Hrsg.): Annual Review of Nursing Research, Vol. 18: Focus on Chronic Illness. New York: Springer, 247-311

110. Dörig, J. (1997): Befähigen statt bemuttern. Übergangspflege in der Geriatrie. Krankenpflege soins infirmiers 90, Nr. 12, 8-12

111. Dörning, H.; Bitzer, E.M.; Hofmann, W.; Schwartz, F.W. (1995): Längsschnittanalyse der Inanspruchnahme stationärer Krankenhausbehandlungen auf der Basis von Versichertendaten der gesetzlichen Krankenversicherung. Das Gesundheitswesen 57, Nr. 10, 631-637

112. Dörpinghaus, S.; Grützmacher, S.; Werbke, R.; Weidner, F. (2004): Überleitung und Case Management in der Pflege. Hannover: Schlütersche

113. Driscoll, A. (2000): Managing post-discharge care at home: an analysis of patients' and their carers' perceptions of information received during their stay in hospital. Journal of Advanced Nursing 31, Nr. 5, 1165-1173

114. Dudas, V.; Bookwalter, T.; Kerr, K.M.; Pantilat, S.Z. (2001): The Impact of Follow-up Telephone Calls to Patients After Hospitalization. American Journal of Medicine 111, Nr. 9B, 26S-30S

115. Dukkers, D.M.; Ros, W.J.G.; Berns, M.P.H. (1999): Transition of care: an evaluation of the role of the discharge liaison nurse in the Netherlands. Journal of Advanced Nursing 30, Nr. 5, 1186-1194

116. Dunnion, M.E.; Kelly, B. (2005): From the emergency department to home. Journal of Clinical Nursing 14, Nr. 6, 776-785

117. Edwardson, S.R.; Nardone, P. (1990): The dependency at discharge instrument as a measure of resource use in home care. Public Health Nursing 7, Nr. 3, 138-144

118. Efraimsson, E.; Sandman, P.O.; Hydén, L.C.; Rasmussen, B.H. (2004): Discharge planning: 'fooling ourselves?' – patient participation in conferences. Journal of Clinical Nursing 13, Nr. 5, 562-570

119. Eine, D.; Ossenbühl, E. (2006): Pflegeforum schlägt Brücke zwischen ambulant und stationär. Pflegen Ambulant 17, Nr. 3, 34-35

120. Engeln, M.; Hennes, H.-J.; Stehling, H.; Ziegenbein, R. (2006): Der Blaylock-Risk-Assessment-Score (Modifizierter BRASS-Index) als Initialassessment im multiprofessionellen Entlassungsmanagement. PrInterNet 8, Nr. 10, 545-549

121. Evans, R.L.; Hendricks, R.D. (1993): Evaluating hospital discharge planning: a randomized clinical trial. Medical Care 31, Nr. 4, 358-370

122. Ewers, M.; Schaeffer, D. (Hrsg.) (2000): Case Management in Theorie und Praxis. Bern: Huber

123. Fenerty, N.J. (1993): Interdisciplinary discharge planning. A continuing care management model. Cancer Practice 1, Nr. 2, 147-152

124. Ferguson, A. (1997): Discharge planning from A&E: Part 1. Accident and Emergency Nursing 5, 210-214

125. Ferguson, A. (1998): Discharge planning from A&E: Part 2. Accident and Emergency Nursing 6, 53-57

126. Forsyth, T.J.; Maney, L.A.; Ramirez, A.; Raviotta, G.; Burts, J.L.; Litzenberger, D. (1998): Nursing case management in the NICU: enhanced coordination for discharge planning. Journal of Neonatal Nursing 17, Nr. 7, 23-34

127. Fournet, K. (1992): The challenge of teaching the elderly cardiac patient. AACN Clinical Issues in Critical Care Nursing 3, Nr. 1, 79-88

128. Foust, J.B. (2007): Discharge planning as part of daily nursing practice. Applied Nursing Research 20, Nr. 2, 72-77

129. French, P. (1999): The Development of Evidence-Based Nursing. Journal of Advanced Nursing 29, Nr. 1, 72-78

130. Fritschde Bruyn, R.; Cunningham, H. (1990): A check on nurses' knowledge and sense of responsibility for discharge planning. Journal of Nursing Staff Development 6, Nr. 4, 173-176, 185

131. Fuest, K. (1999): Entlassen aus der Psychiatrie – und dann? In: Moers, M.; Schiemann, D.; Schnepp, W. (Hrsg.): Pflegeforschung zum Erleben chronisch kranker und alter Menschen. Bern: Huber, 221-263

132. Galatsch, M.; Krüger, C.; Quasdorf, T.; Schroller, M.E.; Donath, E.; Bartholomeyczik, S. (2007): Die Auswirkungen der DRG-Einführung aus Sicht der Pflege. Pflegezeitschrift, Nr. 5, 272-276

133. Gall, S.; Bull, J. (2004): Clinical Risk. Discharge Patients with No-one at Home. Gastroenterology Nursing 27, Nr. 3, 111-114

134. Garbrecht, M.; Wirnitzer, B.; Weippert, D.; Widmann, B.; Windolf, H. (1999): Die koordinierte Entlassung von pflege- und hilfsbedürftigen Patienten. Forum Krankenhaus-Sozialarbeit, Nr. 1, 16-31

135. Gautam, P.; Macduff, C.; Brown, I.; Squair, J. (1996): Unplanned readmissions of elderly patients. Health Bulletin 54, Nr. 6, 449-457

136. Gift, A.G. (1992): Effectiveness of the CNS as educator and discharge planner. Clinical Nurse Specialist 6, Nr. 4, 201

137. Gittler-Hebestreit, N. (2006): Pflegeberatung im Entlassungsmanagement. Grundlagen – Inhalte – Entwicklungen. Hannover: Schlütersche

138. Golding, J.; Mitchell, T. (2002): Promoting effective rehabilitation via nurse-initiated patient transfer. Professional Nurse 17, Nr. 8, 496-499

139. Goodman, H. (1997): Patients' perceptions of their education needs in the first six weeks following discharge after cardiac surgery. Journal of Advanced Nursing 25, Nr. 6, 1241-1251

140. Götzinger, C. (2001): Pflegerische Versorgungsberichte rationeller erstellen. Pflege Aktuell 55, Nr. 6, 348-349

141. Grant, M.; Ferrell, B.R.; Rivera, L.M.; Lee, J. (1995): Unscheduled readmissions for uncontrolled symptoms. A health care challenge for nurses. Nursing Clinics of North America 30, Nr. 4, 673-682

142. Gräsel, E.; Biehler, J.; Schmidt, R.; Schupp, W. (2005): Intensification of the transition between inpatient neurological rehabilitation and home care of stroke patients. Controlled clinical trial with follow-up assessment six months after discharge. Clinical Rehabilitation 19, Nr. 7, 725-736

143. Gräsel, E.; Schmidt, R.; Biehler, J.; Schupp, W. (2006): Long-term effects of the intensification of the transition between inpatient neurological rehabilitation and home care of stroke patients. Clinical Rehabilitation 20, Nr. 7, 577-538

144. Graser, J.; Berg, E. (1997): „Hier spricht Pflege mit Pflege". Pflegeüberleitung – der heiße Draht zu den Kollegen auf Station und denen im Pflegedienst. Forum Sozialstation 89, 18-20

145. Griffin, T.; Abraham, M. (2006): Transition to Home From the Newborn Intensive Care Unit. Applying the Principles of Family-Centered Care to the Discharge Process. Journal of Perinatal & Neonatal Nursing 20, Nr. 3, 243-249

146. Griffiths, P. (2002): Nursing-led in-patient units for intermediate care: a survey of multidisciplinary discharge planning practice. Journal of Clinical Nursing 11, Nr. 3, 322-330

147. Griffiths, P. (2004): Advanced practice nurse directed transitional care reduced readmission or death in elderly patients admitted to hospital with heart failure. Evidence Based Nursing, Nr. 7, 116

148. Grimmer, K.; May, E.; Dawson, A.; Peoples, C. (2004): Informing Discharge Plans. Assessments of Elderly Patients in Australian Public Hospitals: A Field Study. The Internet Journal of Allied Health Sciences and Practice 2, Nr. 3, 1-13

149. Grimmer, K.; Moss, J.; Falco, J.; Kindness, H. (2006): Incorporating Patient and Carer Concerns in Discharge Plans: The Development of a Practical Patient-Centered Checklist. The Internet Journal of Allied Health Sciences and Practice 4, Nr. 1, 1-8

150. große Schlarmann, J. (2007): Der CMS im ePA-AC - Verschiedene Qualitätsdimensionen eines Instruments. Eine empirische Analyse. unveröffentlichte Abschlußarbeit an der Universität Witten; Herdecke

151. Grundböck, A.; Rappauer, A.; Müller, G.; Stricker, S. (2005): Ausgewählte Ergebnisse einer Evaluationsstudie über ein Wiener Modellprojekt: Entlassungsmanagement durch ambulante Pflegepersonen Sicht der Patienten und Angehörigen. Pflege 18, Nr. 2, 121-127

152. Guttman, A.; Afialo, M.; Guttman, R.; Colacone, A.; Robitaille, C.; Lang, E.; Rosenthal, S. (2004): An Emergency Department-Based Nurse Discharge Coordinator for Elder Patients: Does It Make a Difference? Academic Emergency Medicine 11, Nr. 12, 1318-1327

153. Hackamp, G.; Schneider, H. (2003): Bei der Aufnahme des Patienten schon dabei sein: Erfahrungen eines Hamburger Pflegedienstes, der seit eineinhalb Jahren die Entlassung von Klinikpatienten in die Häusliche Pflege organisiert. Häusliche Pflege 12, Nr. 6, 30-31

154. Haddock, K.S. (1991): Characteristics of effective discharge planning programs for the frail elderly. Journal of Gerontological Nursing 17, Nr. 7, 10-14

155. Haddock, K.S. (1994): Collaborative discharge planning: nursing and social services. Clinical Nurse Specialist 8, Nr. 5, 248-252; 288

156. Hall, W.A.; Carty, E.M. (1993): Managing the early discharge experience: taking control. Journal of Advanced Nursing 18, Nr. 4, 574-582

157. Hall-Smith, J.; Ball, C.; Coakley, J. (1997): Follow-up services and the development of a clinical nurse specialist in intensive care. Intensive and Critical Care Nursing 13, Nr. 5, 243-248

158. Hansen, H.E.; Bull, M.J.; Gross, C.R. (1998): Interdisciplinary collaboration and discharge planning communication for elders. Journal of Nursing Administration 28, Nr. 9, 37-46

159. Hansen, K.; Mahoney, J.; Palta, M. (1999): Risk factors for lack of recovery of ADL independence after hospital discharge. Journal of the American Geriatric Society 47, Nr. 3, 360-265

160. Harrison, M.B.; Browne, G.B.; Roberts, J.; Tugwell, P.; Gafni, A.; Graham, I.D. (2002): Quality of life of individuals with heart failure: a randomized trial of the effectiveness of two models of hospital-to-home transition. Medical Care 40, Nr. 4, 271-282

161. Hartisch, E. (1993): Patientenüberleitung in den ambulanten Bereich, Modell in Berlin. Häusliche Pflege 2, Nr. 9, 565-572

162. Hartwig, J.; Janzen, P.; Waller, H. (2004): Verbesserung der Entlassungsplanung von älteren, pflegebedürftigen Patienten aus dem Krankenhaus. ZAG Forschungs- und Arbeitsberichte. Universität Lüneburg

163. Hartwig, J.; Janzen, P.; Waller, H. (2008): Entlassungsvorbereitung im Krankenhaus aus der Sicht älterer, pflegebedürftiger Patienten. Pflege 21, Nr. 3, 157-162

164. Hayes, K.S. (1998): Randomized trial of geragogy-based medication instruction in the emergency department. Nursing Research 47, Nr. 4, 211-218

165. HCFA – Health Care Financing Administration, U.S. Department of Health and Human Services (Hrsg.) (1992): Report of the secretary's advisory panel on the development of Uniform Needs Assessment Instrument(s). Report to Congress. December 1992, Washington D.C.

166. Health & Social Care Joint Unit and Change Agents Team (2003): Discharge from hospital: pathway, process and practice. London: Department of Health [URL: http://www.dh.gov.uk/en/Publicationsandstatistics/Publications/PublicationsPolicyAndGuidance/DH_4003252, 30.06.08]

167. Hedges, G.; Grimmer, K.; Moss, J.; Falco, J. (1998): Performance indicators for discharge planning: a focused review of the literature. Australian Journal of Advanced Nursing 16, Nr. 4, 20-28

168. Hegney, D.; Buikstra, E.; Chamberlain, C.; March, J.; McKay, M.; Cope, G.; Fallon, T. (2006): Nurse Discharge Planning in the Emergency Department: A Toowoomba, Australia, Study. Journal of Clinical Nursing 15, Nr. 8, 1033-1044

169. Hegney, D.; McCarty, A.; de la Rue, M.B.; Fahey, P.; Gorman, D.; Martin-McDonald, K.; Pretty, G.; Sundin-Huard, D. (2002): Discharge Planning from the acute sector for people over the age of 65. Collegian 9, Nr. 3, 15-21

170. Helberg, J.L. (1993): Patients' status at home care discharge. Journal of Nursing Scholarship 25, Nr. 2, 93-99

171. Henwood, M. (Hrsg.) (1994): Hospital Discharge Workbook. A manual on hospital discharge practice. Heywood: Crown-Verlag

172. Hester, L.E. (1996): Coordinating a successful discharge plan. American Journal of Nursing 96, Nr. 6, 35-37

173. Hilkenbach, R.-M. (2000): Körper und Seele als Einheit erfahren. Ziele der Rehabilitation in der Krankenpflege. Teil 2. Pflegezeitschrift 53, Nr. 3, 169-173

174. Hill, D.S. (1993): Coordinating a multidisciplinary discharge for the technology-dependent child based on parental needs. Issues in Comprehensive Pediatric Nursing 6, 229-237

175. Hofmann, W.; Gougleris, G.; Panzer, M.; Tigiser, E.; Warken, R.; Zimmer, F.P. (1992): Mehrfachaufnahmen im psychiatrischen Krankenhaus – eine Untersuchung zur Situation sogenannter «Drehtür-Patienten». Psychiatrische Praxis 19, Nr. 6, 217-224

176. Hofmeyer, A.; Clare, J. (1999): The role of the hospital liaison nurse in effective discharge planning for older people: perspectives of discharge planners. Contemporary Nurse 8, Nr. 3, 99-106

177. Hogan, T.D. (1997): Case management in a wound care program. Nursing Case Management 2, Nr. 1, 2-15

178. Höhmann U. (2002a): Versorgungskontinuität durch Kooperative Qualitätsentwicklung und ein abgestimmets Trajektmanagement. Hallesche Beitrage zur Gesundheits- und Pflegeforschung, Band 2 [URL: http://www.medizin.uni-halle.de/pflegewissenschaft/media/HalBeitr/Halle-Pfle-Ge-02-04.pdf, 2009]

179. Höhmann U. (2002b): Spezifische Vernetzungserfordernisse für chronisch kranke, langzeitpflegebedürftige hochaltrige Menschen. In: Deutsches Zentrum für Altersfragen (Hrsg.) Expertisen zum vierten Altenbericht der Bundesregierung. Band III, Vincentz, Hannover. S. 289-428

180. Höhmann, U.; Trieschmann, J. (2005): Der Drehtüreffekt. Welchen Beitrag können Überleitungsbögen für die Versorgungsqualität leisten? Nightingale 4, Nr. 1, 13-21

181. Höhmann, U.; Müller-Mundt, G. ; Schulz, B. (1998): Qualität durch Kooperation. Gesundheitsdienste in der Vernetzung. Frankfurt; M.: Mabuse

182. Holland, D.E.; Hansen, D.C.; Matt-Hensrud, N.N.; Severson, M.A.; Wenninger, C.R. (1998): Continuity of care: a nursing needs assessment instrument. Geriatric Nursing 19, Nr. 6, 331-334

183. Holland, D.E.; Harris, M.R.; Pankratz, S.; Closson, D.C.; Matt-Hensrud, N.; Severson, M.A. (2003): Prospective Evaluation of a Screen for complex Discharge Planning in Hospitalized Adults. Journal of the American Geriatrics Society 51, Nr. 5, 678-682

184. Holloway, A. (1996): Patient knowledge and information concerning medication on discharge from hospital. Journal of Advanced Nursing 24, 1169-1174

185. Huang, T.T.; Liang, S.H. (2005): A randomized clinical trial of the effectiveness of a discharge planning intervention in hospitalized elders with hip fracture due to falling. Journal of Clinical Nursing 14, Nr. 10, 1193-1201

186. Huber, D.L.; McClelland, E. (2003): Patient Preferences and Discharge Planning Transitions. Journal of Professional Nursing 19, Nr. 3, 204-210

187. Hübinger, H.D.; Reichel, G. (2001): Herausforderungen durch die DRG: Pflegeleistung sichtbar machen. Pflegezeitschrift 54, Nr. 11, 791-798

188. Hübner, U.; Giehoff, C. (2002): Problem Überleitung. Heilberufe 54, Nr. 1, 26-27

189. Huerta-Torres, V. (1998): Preparing patients for early discharge After CABG. American Journal of Nursing 98, Nr. 5, 49-51

190. Hughes, L.C.; Hodgson, N.A.; Muller, P.; Robinson, L.A.; McCorkle, R. (2000): Information needs of elderly postsurgical cancer patients during the transition from hospital to home. Journal of Nursing Scholarship 32, Nr. 1, 25-30

191. Hüning, W.; Mört, M.; König, S. (2000): Nahtlos pflegen. Überleitungsmodell in Borken stellt transparentes Verbundsystem von stationären, teilstationären und ambulanten Hilfen sicher. Häusliche Pflege 9, Nr. 7, 18-23

192. Hunstein, D.; Dintelmann, Y.; Sippel, B. (2005): Developing a screening instrument as a standardized assessment of signs an symptoms concerning basic nursing care needs in hospital nursing care. In: Oud, N.; Sermeus, W.; Ehnfors, M. (Hrsg.): ACENDIO 2005. Documenting Nursing Care – Enhancing Patient Care through Nursing Ducumentation: New Directions for Novices and Experts. Bern: Huber, 396-402

193. Hurst, S. (1996): Multidisciplinary discharge planning. Professional Nurse 12, Nr. 2, 113-116

194. Inui et al. (1981): Identifying hospital patients who need early discharge planning for special dispositions. Medical Care 19, 922-929

195. Jackson, M.F. (1994): Discharge planning: issues and challenges for gerontological nursing. A critique of the literature. Journal of Advanced Nursing 19, Nr. 3, 492-502

196. Jackson, G.; Kelsey, A. (1999): The needs of neurology patients after discharge. Professional Nurse 14, Nr. 7, 467-470

197. Jackson, D.; Daly, J.; Davidson, P.; Elliott, D.; Cameron-Traub, E.; Wade, V.; Chin, C.; Salamonson, Y. (2000): Women recovering from first-time myocardial infarction (MI): a feminist qualitative study. Journal of Advanced Nursing 32, Nr. 6, 1403-1411

198. Jacobs, V. (2000): Informational needs of surgical patients following discharge. Applied Nursing Research 13, Nr. 1, 12-18

199. JCAHO – Joint Commission on Accreditation of Healthcare Organizations (2000): Comprehensive accreditation manual for hospitals. Illinois: Oakbrook Terrace

200. Jewell, S. (1993): Discovery of the discharge process: a study of patient discharge from a care unit for elderly people. Journal of Advanced Nursing 18, Nr. 8, 1288-1296

201. Jewell, S. (1996a): Elderly patients' participation in discharge decision making (1). British Journal of Nursing 5, Nr. 15, 914-916; 929-932

202. Jewell, S. (1996b): Elderly patients' participation in discharge decision making (2). British Journal of Nursing 5, Nr. 17, 1065-1071

203. Johansson, I.; Hamrin, E. ; Larsson, G. (1994): Evaluation of the prognostic value of the health assessment form among patients clinically ready for discharge. Journal of Nursing Management 2, Nr. 2, 77-85

204. Johnson, K. (2000): Use of Telephone follow-up for post-cardiac surgery patients. Intensive and Critical Care Nursing 16, Nr. 3, 144-150

205. Johnson, A.; Sandford, J. (2005): Written and verbal information versus verbal information only for patients being discharged from acute hospital settings to home: systematic review. Health Education Research 20, Nr. 4, 423-429

206. Johnson, A.; Sandford, J.; Tyndall, J. (2003): Written and verbal information versus verbal information only for patients being discharged from acute hospital settings to home. Cochrane Database of Systematic Reviews 2003, Issue 4. (DOI: 10.1002; 14651858.CD003716)

207. Jones, S.; Clark, V.B.; Merker, A.; Palau, D. (1995): Changing behaviors: nurse educators and clinical nurse specialists design a discharge planning program. Journal of Nursing Staff Development 11, Nr. 6, 291-295

208. Joosten, M. (1997): Die Pflege-Überleitung. Vom Krankenhaus in die ambulante Betreuung und Altenheimpflege. Bremen: Altera

209. Kämmer, K. (1992): Die Rolle der Pflege in der geriatrischen Rehabilitation. Zeitschrift für Gerontologie 25, Nr. 4, 259-262

210. Kanacki, L. (1997): How to guide ventilator-dependent patients from hospital to home. American Journal of Nursing 97, Nr. 2, 37-39

211. Kane, R.L.; Chen, Q.; Finch, M.; Blewett, L.; Burns, R.; Moskowitz, M. (1998): Functional outcomes of post-hospital care for stroke and hip fracture patients under Medicare. Journal of the American Geriatric Society 46, Nr. 12, 1525-1533

212. Kane, R. L.; Chen, Q.; Finch, M.; Blewett, L.; Burns, R.; Moskowitz, M. (2000): The optimal outcomes of post-hospital care under medicare. Health Services Research 35, Nr. 3, 615-661

213. Kennedy, L.; Neidlinger, S.; Scroggins, K. (1987): Effective comprehensive discharge planning for hospitalized elderly. The Gerontologist 27, Nr. 5, 577-580

214. Kirker, S.G.B.; Young, E.; Warlow, C.P. (1995): An evaluation of a multiple sclerosis liaison nurse. Clinical Rehabilitation 9, Nr. 3, 219-226

215. Kleina, T.; Wingenfeld, K. (2007): Die Versorgung demenzkranker älterer Menschen im Krankenhaus. Veröffentlichungsreihe des Instituts für Pflegewissenschaft an der Universität Bielefeld (IPW), P07-135. Bielefeld: IPW

216. Kleinpell, R.M. (2004): Randomized Trial of an Intensive Care Unit-Based Early Discharge Planning Intervention for Critically III Elderly Patients. American Journal of Critical Care 13, Nr. 4, 335-345

217. Klug-Redman, B. (Hrsg.) (1996): Patientenschulung und -beratung. Berlin: Ullstein Mosby

218. Knecht, C. (2004): Über die Krankenhaustür hinaus denken: Expertenstandard Entlassungsmanagement in der Pflege. Pflegezeitschrift 57, Nr. 10, 694-697

219. Knelange, C.; Schieron, M. (2001): Beratung im Kontext der Pflegeüberleitung. In: Koch-Straube, U.: Beratung in der Pflege. Bern: Huber, 154-162

220. Knese, M. (2003): Entlassungsmanagement – Aufgabenbezogene Vermittlung von Fachwissen und Schlüsselqualifikationen durch die IBF. PrInterNet, Nr. 4, 46-51

221. Koelling, T.M.; Johnson, M.L.; Cody, R.J.; Aaronson, K.D. (2005): Discharge education improves clinical outcomes in patients with chronic heart failure. Circulation 111, 179-185

222. Krause, B. (2000): Aus dem Krankenhaus in die häusliche Pflege. Wie ein reibungsloser Übergang organisiert werden kann. Häusliche Pflege 9, Nr. 12, 42-45

223. Kravitz, R.L.; Reuben, D.B.; Davis, J.W.; Mitchell, A.; Hemmerling, K.; Kington, R.S.; Siu, A.L. (1994): Geriatric home assessment after hospital discharge. Journal of the American Geriatric Society 42, Nr. 12, 1229-1234

224. Kumlien, S.; Axelsson, K.; Ljunggren, G.; Winblad, B. (1999): Stroke patients ready for discharge from acute care – a multi-dimensional assessment of functions and further care. Disability and Rehabilitation 21, Nr. 1, 31-38

225. Kunz R.; Ollenschläger G.; Raspe H.; Jonitz G.; Donner-Banzhoff N. (2000) Lehrbuch Evidenzbasierte Medizin in Klinik und Praxis. Köln: Deutscher Ärzte-Verlag

226. Kwok, T.; Lee, J.; Woo, J.; Lee, D.; Griffith, S. (2008): A randomized controlled trial of a community nurse-supported hospital discharge programme in older patients with chronic heart failure. Journal of Clinical Nursing 17, Nr. 1, 109-117

227. Lagoe, R.J.; Noetscher, C.M.; Murphy, M.E. (2000): Hospital readmissions at the communitywide level: implications for case management. Journal of Nursing Care Quality 14, Nr. 4, 1-15

228. Lagoe, R.J.; Noetscher, C.M.; Hohner, V.K.; Schmidt, G.M. (1999): Analyzing hospital readmissions using statewide discharge databases. Journal of Nursing Care Quality 13, Nr. 6, 57-67

229. Lai, S.-M.; Alter, M.; Friday, G.; Lai, S.L. (1999): Stroke survival after discharge from an acute-care hospital. Neuroepidemiology 18, Nr. 4, 210-217

230. Lange, A. (2007): Klinisches Case Management in einer australischen Klinik: Schon vor der Aufnahme an die Entlassung denken. Pflegezeitschrift 60, Nr. 3, 162-166

231. Langer, E.; Drinka, P.J.; Voeks, S. (1991): Readmissions and acuity in the nursing home. Journal of Gerontological Nursing 17, Nr. 7, 15-19

232. Lee, S. S. (1996): Hospital-home care critical pathways in disease management: improving case management and patient outcomes in postoperative cardiothoracic surgical patients. Journal of Care Management 2, Nr. 3, 42-50

233. Lee, N.C.; Wasson, D.R.; Anderson, M.A.; Stone, S.; Gittings, J.A. (1998): A survey of patient education postdischarge. Journal of Nursing Care Quality 13, Nr. 1, 63-70

234. Lefroy, R.B.; Davey, M.; Hyndman, J.; Hobbs, M. (1993): A study of the characteristics and needs of people transferred from acute hospitals to nursing homes. The Medical Journal of Australia 159, Nr. 6, 385-388

235. Leske, J.S.; Pelczynski, S.A. (1999): Caregiver satisfaction with preparation for discharge in a decreased-length-of-stay cardiac surgery program. Journal of Cardiovascular Nursing 14, Nr. 1, 35-43

236. Lewis, M.; Noyes, J. (2007): Discharge management for children with complex needs. Paediatric Nursing 19, Nr. 4, 26-30

237. Lewis, M.; Corcoran-Perry, S.; Narayan, S. (1997): Decision making by elderly patients with cancer and their caregivers. Cancer Nursing 20, Nr. 6, 389-397

238. Liedtke, D. (1992): Pflegerische Überleitung im Humboldt-Krankenhaus. Eine empirische Untersuchung. Projektbericht. Berlin

239. Liedtke, D.; Wanjura, M. (1990): Projekt: Beratungspfleger. Diskussionsbeitrag zur Gesundheits- und Sozialforschung in Berlin. Deutsche Krankenpflege-Zeitschrift 43, Nr. 8, 566-574

240. Lilliott, N. (1991): Discharge instructions. Advice for knee, shoulder arthroscopy outpatients. AORN Journal 54, Nr. 5, 1015-1028

241. Lin, P.C.; Lu, C.M. (2005): Hip fracture: family caregivers' burden and related factors for older people in Taiwan. Journal of Clinical Nursing 14, Nr. 6, 719-726

242. Lin, P.C.; Wang, J.L.; Chang, S.Y.; Yang, F.M. (2005): Effectiveness of a discharge-planning pilot program for orthopaedic patients in Taiwan. International Journal of Nursing Studies 42, Nr. 7, 723-731

243. LoBiondo-Wood, G.; Haber, J. (2005): Pflegeforschung Methoden, Bewertung, Anwendung 2. Aufl.München, Jena: Urban und Fischer bei Elsevier

244. London, F. (2003): Informieren, Beraten, Schulen. Praxishandbuch zur pflegebezogenen Patientenedukation. Bern: Huber

245. Lough, M.A. (1996): Ongoing work of older adults at home after hospitalization. Journal of Advanced Nursing 23, Nr. 4, 804-809

246. Lowenstein, A.J.; Hoff, P.S. (1994): Discharge Planning. A study of nursing staff involvement. Journal of Nursing Administration 24, Nr. 4, 45-50

247. Luniewski, M.; Reigle, J.; White, B. (1999): Card sort - an assessment tool for the educational needs of patients with heart failure. American Journal of Critical Care 8, Nr. 5, 297-302

248. Magilvy, J.K.; Congdon, J. (2000): The crisis nature of health care transitions for rural older adults. Public Health Nursing 17, Nr. 5, 336-345

249. Mahoney, J.; Sager, M.; Dunham, N.C.; Johnson, J. (1994): Risk of falls after hospital discharge. Journal of the American Geriatrics Society 42, Nr. 3, 269-274

250. Malnory, M. (1997): Mother-infant home care drives quality in a managed care environment. Journal of Nursing Care Quality 11, Nr. 4, 9-26

251. Marot, F.J.V. (1993): A bridge from hospital to home: the role of the community liaison neonatal nurse. Professional Nurse 8, Nr. 7, 469-472

252. Martens, K.H. (1998): An ethnographic study of the process of medication discharge education (MDE). Journal of Advanced Nursing 27, Nr. 2, 341-348

253. McDonald, S.; Hetrick, S.E.; Green, S. (2004): Pre-operative education for hip or knee replacement. Cochrane Database of Systematic Reviews 2004, Issue 1. (DOI: 10.1002; 14651858. CD003526.pub2)

254. McGinley, S.; Baus, E.; Gyza, K.; Johnson, K.; Lipton, S.; Magee, M.C.; Moore, F.; Wojtyak, D. (1996): Multidisciplinary discharge planning: developing a process. Nursing Management 27, Nr. 10, 55-60

255. McIntosh, R.N.; Worley, N. (1994): Beyond Discharge: Telephone Follow-Up and Aftercare. Journal of Psychosocial Nursing 32, Nr. 10, 21-27

256. McKenna, H.; Keeney, S.; Glenn, A.; Gordon, P. (2000): Discharge planning: an exploratory study. Journal of Clinical Nursing 9, Nr. 4, 594-601

257. McMurray, J.L. (2004): The High-Risk Infant Is Going Home: What Now? Neonatal Network 23, Nr. 1, 43-47

258. McMurray, A.; Grant, S.; Griffiths, S.; Letford, A. (2002): Health-related quality of life and health service use following total hip replacement surgery. Journal of Advanced Nursing 40, Nr. 6, 663-672

259. McMurray, A.; Johnson, P.; Wallis, M.; Patterson, E.; Griffiths, S. (2007): General surgical patients' perspectives of the adequacy and appropriateness of discharge planning to facilitate health decision-making at home. Journal of Clinical Nursing 16, Nr. 9, 1602-1609

260. McNamara, S.T.; Sullivan, M.K. (1995): Patient care coordinators. Successfully merging utilization management and discharge planning. Journal of Nursing Administration 25, Nr. 11, 33-38

261. Mead, J. (1994): An emphasis on practical management. Professional Nurse 9, Nr. 6, 405-410

262. Melchinger, H. (2001): Drehtürkarrieren als besonderes Problem der psychiatrischen Versorgung im ländlichen Raum. Das Gesundheitswesen 63, Nr. 10, 602-608

263. Mercer, G.T.; Molinari, V.; Kunik, M.E.; Orgeno, C.A.; Snow, L.; Rezabek, P. (1999): Rehospitalization of Older Psychiatric Inpatients: An Investigation of Predictors. The Gerontologist 39, Nr. 5, 591-598

264. Meyer, T.; Klemme, H.; Herrmann-Lingen, C. (2002): Persistenz und Effekte von Depressivität und Angstsymptomatik bei internistischen Patienten im ersten Jahr nach stationärer Behandlung. Zeitschrift für Psychosomatische Medizin und Psychotherapie 48, Nr. 2, 174-191

265. Michels, N. (1988): The transition from hospital to home: an exploratory study. Home Health Care Services Quarterly 9, Nr. 1, 29-44

266. Mistiaen, P.; Poot, E. (2007): Telephone follow-up, initiated by a hospital-based health professional, for postdischarge problems in patients discharged from hospital to home (Review). The Cochrane Library, Nr. 4. (DOI: 10.1002; 14651858.CD004510.pub3)

267. Mistiaen, P.; Francke, A.; Poot, E. (2007): Interventions aimed at reducing problems in adult patients discharged from hospital to home: a systematic review. BMC Health Services Research 7, 47-66

268. Mistiaen, P.; Duijnhouwer, E.; Wijkel, D.; de Bont, M.; Veeger, A. (1997): The problems of elderly people at home one week after discharge from an acute care setting. Journal of Advanced Nursing 15, Nr. 6, 1233-1240

269. Mistiaen, P.; Duijnhouwer, E.; Prins-Hoekstra, A.; Ros, W.; Blaylock, A. (1999): Predictive validity of the BRASS index in screening patients with post-discharge problems. Blaylock Risk Assessment Screening Score. Journal of Advanced Nursing 30, Nr. 5, 1050-1056

270. Mitchell, A.; Van Berkel, C.; Adam, V.; Ciliska, D.; Sheppard, K.; Baumann, A.; Underwood, J.; Walter, S.; Gafni, A.; Edwards, N. et al. (1993): Comparison of liaison and staff nurses in discharge referrals of postpartum patients for public health nursing follow-up. Nursing Research 42, Nr. 4, 245-249

271. Moers, M.; Schaeffer, D. (1992): Das Schöneberger Modell. In: Schaeffer, D.; Moers, M.; Rosenbrock, R. (Hrsg.): Aids-Krankenversorgung. Berlin: Sigma, 291-305

272. Moher, D.; Weinberg, A.; Hanlon, R.; Runnalls, K. (1992): Effects of a medical team coordinator on length of hospital stay. Canadian Medical Association Journal 146, Nr. 4, 511-515

273. Moore, S.M. (1994): Development of discharge information for recovery after coronary artery bypass surgery. Applied Nursing Research 7, Nr. 4, 170-177

274. Morgan, D.; Reed, J.; Palmer, A. (1997): Moving from hospital into a care home - the nurse's role in supporting older people. Journal of Clinical Nursing 6, 463-471

275. Morrow-Howell, N.; Proctor, E. (1994): Discharge destinations of Medicare patients receiving discharge planning: who goes where? Medical Care 32, Nr. 5, 486-497

276. Müller-Mundt, G. (2001): Schmerztherapie und Pflege: Anforderungen an Schmerzmanagement und Patientenedukation am Beispiel progredienter Erkrankungen. Bielefeld, Veröffentlichungsreihe des Instituts für Pflegewissenschaft an der Universität Bielefeld (IPW), P01-111. Bielefeld: IPW

277. Naylor, M.D. (1990a): Comprehensive discharge planning for hospitalized elderly: a pilot study. Nursing Research 39, Nr. 3, 156-161

278. Naylor, M.D. (1990b): Comprehensive Discharge Planning for the Elderly. Research in Nursing & Health 13, 327-347

279. Naylor, M.D.; Shaid, E.C. (1991): Content analysis of pre- and post-discharge topics taught to hospitalized elderly by gerontological clinical nurse specialists. Clinical Nurse Specialist 5, Nr. 2, 111-116

280. Naylor, M.D.; Bowles, K.H.; Brooten, D. (2000): Patient problems and advanced practice nurse interventions during transitional care. Pubic Health Nursing 17, Nr. 2, 94-102

281. Naylor, M.D.; Stephens, C.; Bowles, K.H.; Bixby, M.B. (2005): Cognitively Impaired Older Adults: From Hospital to Home. An exploratory study of these patients and their caregivers. American Journal of Nursing 105, Nr. 2, 52-61

282. Naylor, M.; Brooten, D.; Jones, R.; Lavizzo-Mourey, R.; Mezey, M.; Pauly, M. (1994): Comprehensive discharge planning for the hospitalized elderly: a randomized clinical trial. Annals of Internal Medicine 120, Nr. 12, 999-1006

283. Naylor, M.D.; Drooten, D.A.; Campbell, R.L.; Maislin, G.; McCauley, K.M.; Schwartz, J.S. (2004): Transitional Care of Older Adults Hospitalized with Heart Failure: A Randomized, Controlled Trial. Journal of the American Geriatrics Society 52, Nr. 5, 675-684

284. Naylor, M.D.; Brooten, D.; Campbell, R.; Jacobsen, B.S.; Mezey, M.D.; Pauly, M.V.; Schwartz, J.S. (1999): Comprehensive discharge planning and home follow-up of hospitalized elders – a randomized clinical trial. JAMA: Journal of the American Medical Association 281, Nr. 7, 613-620

285. Nelson, K.M.; Talbert, R.L. (1996): Drug-related hospital admissions. Pharmatherapy 16, Nr. 4, 701-797

286. Nestler, N.; Prietz, A.; Uhlmann, B. (2001): Beratung im Pflegeprozess. In: Koch-Straube, U. (Hrsg.): Beratung in der Pflege. Bern: Huber, 128-135

287. Newens, A.J.; Bond, S.; Priest, J.; McColl, E. (1995): Nurse involvement in cardiac rehabilitation prior to hospital discharge. Journal of Clinical Nursing 4, Nr. 6, 390-396

288. Nickel, J.T.; Knapp, T.R.; Medley, T.; Chops, T.; Caswell, R.J.; O'Connell, M. (2001): Discharging older patients from home care: Who decides and when? Caring Magazine 20, Nr. 7, 44-49

289. Nikolaus, T.; Specht-Leible, N.; Kruse, W.; Oster, P.; Schlierf, G. (1992): Frühe Rehospitalisierung hochbetagter Patienten. Deutsche medizinische Wochenschrift 117, Nr. 11, 403-407

290. Nikolaus, T.; Bach, M.; Specht-Leible, N.; Oster, P.; Schlierf, G.; Wittmann-Jennewein, C. (1995): Wirksamkeit von stationärer geriatrischer Evaluation und Management und einem häuslichen Interventions-Team. Zeitschrift für Gerontologie und Geriatrie 28, Nr. 1, 47-53

291. Nolan, K. (1992): The clinical nurse specialist: a bridge to community resources. Caring 11, Nr. 1, 20-21

292. Nothdurft, I. (2008): Gesundheitsförderung und Salutogenese: Patientenzentrierte Beratung in der Pflege. Pflegezeitschrift 61, Nr. 7, 388-391

293. Nsameluh, K. (2007): Patient Functional Status Changes during Hospitalization. Impact on Early Discharge Planning. Clinical Nurse Specialist 21, Nr. 4, 214-219

294. O'Hare, P.A. (1992): Comparing two models of discharge planning rounds in acute care. Applied Nursing Research 5, Nr. 2, 66-73

295. Olschewski, U.; Fünfstück, M.; Goetze, H.-J. (2004): Entlassungsmanagement als „neue" Aufgabe der Pflege. Herausforderung oder Desaster? Die Schwester; Der Pfleger 43, Nr. 10, 730-734

296. Paavilainen, R.; Astedt-Kurki, P. (1997): Self-reported family health and well-being after early discharge from maternity hospital: a phenomenological study. Journal of Advanced Nursing 26, Nr. 2, 266-272

297. Parfrey, P.S.; Gardner, E.; Vavasour, H.; Harnett, J.D.; McManamon, C.; McDonald, J.; Dawe, J. (1994): The feasibility and efficacy of early discharge planning initiated by the admitting department in two acute care hospitals. Clinical & Investigative Medicine 17, Nr. 2, 88-96

298. Parker, S.G.; Peet, S.M.; McPherson, A.; Cannaby, A.M.; Abrams, K.; Baker, R.; Wilson, A.; Lindesay, J.; Parker, G.; Jones, D.R. (2002): A systematic review of discharge arrangements for older people. Health Technology Assessment 6, Nr. 4, 1-183

299. Parkes, J.; Shepperd, S. (2002):. Discharge planning from hospital to home (Cochrane Review). The Cochrane Library 2, Oxford, Update Software

300. Pateman, B.; Wilson, K.; McHugh, G.; Luker, K.A. (2003): Continuing care after cancer treatment. Journal of Advanced Nursing 44, Nr. 2, 192-199

301. Payne, S.; Kerr, C.; Hawker, S.; Hardey, M.; Powell, J. (2002): The communication of information about older people between health and social care practitioners. Age and Ageing 31, Nr. 2, 107-117

302. Penrod, J.D.; Kane, R.A.; Kane, R.L. (2000): Effects of posthospital informal care on nursing home discharge. Research on Aging 22, Nr. 1, 66-82

303. Perleth, M.; Antes, G. (2002): Evidenzbasierte Medizin. Wissenschaft im Praxisalltag. 3. Auflage. München: Urban und Vogel

304. Peters, P.; Fleuren, M.; Wijkel, D. (1997): The quality of the discharge planning process: the effect of a liaison nurse. International Journal for Quality in Health Care 9, Nr. 4, 283-287

305. Phillips, C.Y. (1993): Postdischarge follow-up care: effect on patient outcomes. Journal of Nursing Care Quality 7, Nr. 4, 64-72

306. Pichitpornchai, W.; Street, A.; Boontong, T. (1999): Discharge planning and transitional care: issues in Thai nursing. International Journal of Nursing Studies 36, Nr. 5, 355-362

307. Pidd, H.; McGrory, K.J.; Payne, S.R. (2000): Telephone follow-up after urological surgery. Professional Nurse 15, Nr. 7, 449-451

308. Pieper, B.; Sieggreen, M.; Freeland, B.; Kulwicki, P.; Frattaroli, M.; Sidor, D.; Palleschi, M.T.; Burns, J.; Bednarski, D.; Garretson, B. (2006): Discharge Information Needs of Patients After Surgery. Journal of Wound, Ostomy and Continence Nursing 33, Nr. 3, 281-289

309. PIKN – Pflegewissenschaftliches Institut am Klinikum Nürnberg e.V. (2000): Abschlussbericht zur Pflegeüberleitung. Nürnberg

310. Piroška, M. (2003): Entlassungsmanagement. „Faltblatt" für den Pflegefall. Die Schwester; Der Pfleger 42, Nr. 3, 212-216

311. Poets, C.F.; Harms, K. (2002): Die frühe postpartale Entlassung von Mutter und Kind: eine Literaturübersicht. Zeitschrift für ärztliche Fortbildung und Qualitätssicherung 96, Nr. 10, 671-675

312. Polit, D. F.; Beck, C. T.; Hungler, B. P. (2004). Lehrbuch Pflegeforschung. Methodik, Beurteilung und Anwendung. Bern u. a.: Huber

313. Pötzl, U. (1996): Die Pflegeüberleitung vom Akutkrankenhaus in die ambulante Pflege. Die Schwester/Der Pfleger 35, Nr. 2, 168-170

314. Pray, D.; Hoff, J. (1992): Implementing a multidisciplinary approach to discharge planning. Nursing Management 23, Nr. 10, 52-56

315. Price, N. (1995): The role of the consultation-liaison nurse. Journal of Psychosocial Nursing and Mental Health Services 33, Nr. 12, 31-34

316. Prinzen, L. (2008): Bewältigungsarbeit chronisch erkrankter Menschen beim Übergang vom Krankenhaus in die häusliche Weiterversorgung. Veröffentlichungsreihe des Instituts für Pflegewissenschaft an der Universität Bielefeld (IPW), P08-139. Bielefeld: IPW

317. Queensland Government; Queensland Health (1998): Guidelines for pre-admission processes, discharge planning, transitional care. [URL: http://www.health.qld.gov. au/surgical_access/doc/ preadmin_etc.pdf, 30.06.08]

318. Rawl, S. M.; Easton, K.L.; Kwiatkowski, S.; Zemen, D.; Burczyk, B. (1998): Effectiveness of a nurse-managed follow-up program for rehabilitation patients after discharge. Rehabilitation Nursing 23, Nr. 4, 204-209

319. Reed, J.; Morgan, D. (1999): Discharging older people from hospital to care homes: implications for nursing. Journal of Advanced Nursing 29, Nr. 4, 819-825

320. Reiley, P.; Iezzoni, L.I.; Phillips, R.; Davis, R.B.; Tuchin, L.I.; Calkins, D. (1996): Discharge planning: comparison of patients' and nurses' perceptions of patients following hospital discharge. Image: Journal of Nursing Scholarship 28, Nr. 2, 143-147

321. Rettke, H. (2000): Quo vadis, Patient? Betagte planen ihren Austritt. Die Schwester; Der Pfleger 39, Nr. 6, 508-512

322. Richter, E. (2005): Optimieren heißt kooperieren: Entlassungsmanagement – Ziele, Modelle, Erfahrungen. Forum Sozialstation 29, Nr. 136, 12-17

323. Richter, D.; Venzke, A.; Settelmayer, J.; Reker, T. (2002): Häufige Wiederaufnahmen suchtkranker Patienten in die stationäre psychiatrische Behandlung – «Heavy User» oder chronisch Kranke? Psychiatrische Praxis 29, Nr. 7, 364-368

324. Rieder, J. (1996): Auf dem Pflegeweg nach Hause. Österreichische Krankenpflege-Zeitschrift 49, Nr. 10, 22-25

325. Riegel, B.; Carlson, B.; Kopp, Z.; LePetri, B.; Glaser, D.; Unger, A. (2002): Effect of a Standardized Nurse Case-Management Telephone Intervention on Resource Use in Patients With Chronic Heart Failure. Archives of Internal Medicine 162, Nr. 25, 705-712

326. Robinson, S.B. (1999): Transitions in the lives of elderly women who have sustained hip fractures. Journal of Advanced Nursing 30, Nr. 6, 1341-1348

327. Robinson, A.; Miller, M. (1996): Making information accessible: developing plain English discharge instructions. Journal of Advanced Nursing 24, Nr. 3, 528-535

328. Roebuck, A. (1999). Telephone support in the early post-discharge period following elective cardiac surgery: does it reduce anxiety and depression levels? Intensive and Critical Care Nursing 15, Nr. 3, 142-146

329. Ronczy, N.M.; Beddome, M.A.L. (1990): Preparing the family for home tracheotomy care. AACN Clinical Issues in Critical Care Nursing 1, Nr. 2, 367-377

330. Rorden, J.W.; Taft, E. (1990): Discharge Planning Guide for Nurses. Philadelphia: Saunders

331. Rosswurm, M.A.; Lanham, D.M. (1998): Discharge planning for elderly patients. Journal of Gerontological Nursing 24, Nr. 5, 14-21

332. Roth, A.; Wünsche, H. (1998): Aspekte der Überleitung pflegebedürftiger Menschen aus dem Krankenhaus in die häusliche Umgebung. In: Fachbereich Pflege- und Gesundheitswissenschaften der Evangelischen Fachhochschule Darmstadt (Hrsg.): Pflegewissenschaft im Alltag: Untersuchungen aus verschiedenen Arbeitsfeldern. Frankfurt a.M.: Mabuse, 151-233

333. Rozell, B.R.; Newman, K.L. (1994): Extending a critical path for patients who are ventilator dependent: nursing case management in the home setting. Home Healthcare Nurse 12, Nr. 4, 21-25

334. Rudd, C.; Smith, J. (2002): Discharge planning. Nursing Standard 17, Nr. 5, 33-37

335. Runciman, P.; Currie, C.T.; Nicol, M.; Green, L.; McKay, V. (1996): Discharge of elderly people from an accident and emergency department: evaluation of health visitor follow-up. Journal of Advanced Nursing 24, Nr. 4, 711-718

336. Satzinger, W.; Wenng, S.; Courté-Wienecke, S. (2004): Der Patienten-Begleitbogen: Der Versuch, die Kommunikation bei der Pflegeüberleitung zu verbessern. Forum Sozialstation 28, Nr. 128, 34-37

337. Schaefer, A.L.; Anderson, J.E.; Simms, L.M. (1990): Are they ready? Discharge planning for older surgical patients. Journal of Gerontological Nursing 16, Nr. 10, 16-19

338. Schaeffer, D. (1993): Integration von ambulanter und stationärer Versorgung. In: Badura, B.; Feuerstein, G.; Schott, T. (Hrsg.): System Krankenhaus. Arbeit, Technik und Patientenorientierung. München: Juventa, 270-291

339. Schaeffer, D. (1998): Innerprofessionelle Sicht der Kooperation. In: Garms-Homolova, V.; Schaeffer, D. (Hrsg.): Medizin und Pflege. Kooperation in der ambulanten Versorgung. Wiesbaden: Ullstein Medical, 83-101

340. Schaeffer, D. (2000): Bruchstellen in der Versorgung chronisch kranker alter Menschen. In: Seidl, E.; Stanková, M.; Walter, I. (Hrsg.): Autonomie im Alter. Wien: Wilhelm Maudrich, 11-35

341. Schaeffer, D.; Moers, M. (1992): Professionelle Versorgung von HIV- und Aids-Patienten. Bericht des Projekts „Versorgung und Betreuung von Patienten mit HIV-Symptomen. Präventive Potentiale kurativer Institutionen". Veröffentlichungsreihe der Forschungsgruppe Gesundheitsrisiken und Präventionspolitik im Wissenschaftszentrum Berlin für Sozialforschung, P 92-209. Berlin: WZB

342. Schaeffer, D.; Moers, M. (1994): Überleitungspflege. Analyse eines Modells zur Regulation der Schnittstellenprobleme zwischen stationärer und ambulanter Versorgung. Zeitschrift für Gesundheitswissenschaften 2, Nr. 1, 7-25

343. Schaeffer, D.; Schmidt-Kaehler, S. (2006): Lehrbuch Patientenberatung. Bern: Huber

344. Schmidt, R.; Schupp, W.; Niese, L. (2005): Pflegedienste als Partner: Rehabilitationsklinik etabliert standardisiertes Nachsorgekonzept. Pflegen ambulant 16, Nr. 5, 48-51

345. Schmidt, R.; Schupp, W.; Niese, L. (2006): Nachstationäre Pflegerückmeldeberichte zum Einsatz von Hilfsmitteln: Fehlversorgungen vermeiden. Pflegezeitschrift 59, Nr. 3, 153-155

346. Schmitt, E.M.; Neßhöver, W. (1997): Die Brücke nach Hause. Übergangspflege Berlin-Tempelhof. Vernetzung von stationärer und ambulanter Versorgung für psychischkranke ältere Menschen. Forum Sozialstation 21, Nr. 89, 36-41

347. Schmölders, M.; Döhner, H.; Kofahl, C.; Merk, B.; Wilk, J. (1999): Die «Gesundheitsmappe» – ein Instrument zur Überleitung geriatrischer Patienten von der stationären in die ambulante Versorgung. Geriatrie Forschung 9, Nr. 2, 87-92

348. Schneider, J.K. (1992): Clinical nurse specialist: role definition as discharge planning coordinator. Clinical Nurse Specialist 6, Nr. 1, 36-39

349. Schultz, A.A. (1997): Identification of needs of and utilization of resources by rural and urban elders after hospital discharge to the home. Public Health Nursing 14, Nr. 1, 28-36

350. Schultz, A.A.; Geary, P.A.; Casey, F.S.; Fournier, M.A. (1997): Joining education and service in exploring discharge needs. Journal of Community Health Nursing 14, Nr. 3, 141-153

351. Schwarz, A.; Harms, R. (1997): Sozialvisite und Übergangspflege – das Patient Care Modell im Auguste-Viktoria-Krankenhaus. Krankenhaus Umschau 66, Nr. 1, 892-899

352. Schweizer, A.; Schreiber, M.; Heddergott, J.; Schmitz, A.; Puschmann, R. (1998): Ein erweiterter Verlegungsbericht kann die Eingewöhnung erleichtern. Pflegezeitschrift 51, Nr. 5, 355-358

353. Seelhorst, U. (2003): Alles Pflege oder was? Entlassungsmanagement – Revier der Pflege oder des Sozialdienstes? Krankenhaus-Umschau 72, Nr. 2, 99-101

354. Severson, M.A.; Smith, G.E.; Tangalos, E.G.; Peterson, R.C.; Kokmen, E.; Ivnik, R.J.; Atkinson, E.J.; Kurland, L.T. (1994): Patterns and predictors of institutionalization in community-based dementia patients. Journal of the Geriatrics Society 42, Nr. 2, 181-185

355. Shahinpour, N.; Hollinger-Smith, L.; Pearlia, M.-A. (1995): The medical-psychiatric consultation liaison nurse. Nursing Clinics of North America 30, Nr. 1, 77-86

356. Shepperd, S.; Parkes, J.; McClaran, J.; Phillips, C. (2004): Discharge planning from hospital to home. Cochrane Database of Systematic Reviews 2004, Issue 1. (DOI: 10.1002; 14651858. CD000313.pub2)

357. Shu, E.; Mirmina, Z.; Nyström, K. (1996): Telephone Reassurance Program for Elderly Home Care Clients after Discharge. Home Healthcare Nurse 14, Nr. 3, 155-161

358. Shyu, Y.-I.L. (2000): The needs of family caregivers of frail elders during the transition from hospital to home: a Taiwanese sample. Journal of Advanced Nursing 32, Nr. 3, 619-625

359. Shyu, Y.-I.L.; Lee, H.-C. (2002): Predictors of nursing home placement and home nursing services utilization by elderly patients after hospital discharge in Taiwan. Journal of Advanced Nursing 38, Nr. 4, 398-406

360. Sieger, M.; Kunstmann, W. (2003): Versorgungskontinuität durch Pflegeüberleitung. Frankfurt a.M.: Mabuse

361. SIGN (Scottish Intercollegiate Guidelines Network) (2004): Guideline no 50: A Guideline Developer's Handbook. [URL: http://www.sign.ac.uk/guidelines/fulltext/50/index.html, 2007]

362. Simons, L.; Petch, A. (2002): Needs assessment and discharge: a Scottish perspective. Journal of Psychiatric and Mental Health Nursing 9, Nr. 4, 435-445

363. Simpson, K.R. (1996): Easing the transition from hospital to home. Postpartum discharge planning and home-care services. New York: March of Dimes Birth Defects Foundation

364. Slauenwhite, C.A.; Simpson, P. (1998): Patient and family perspectives on early discharge and care of the older adult undergoing fractured hip rehabilitation. Orthopaedic Nursing 17, Nr. 1, 30-36

365. Slevin, A.P. (1986): A model for discharge planning in nursing education. Journal of Community Health Nursing 3, Nr. 1, 35-42

366. Smith, S. (1996): Discharge planning: the need for effective communication. Nursing Standard 10, Nr. 38, 39-41

367. Smith, L.; Daughtrey, H. (2000): Weaving the seamless web of care: an analysis of parents' perceptions of their needs following discharge of their child from hospital. Journal of Advanced Nursing 31, Nr. 4, 812-820

368. Smith, J.; Forster, A.; House, A.; Knapp, P.; Wright, J.J.; Young, J. (2008): Information provision for stroke patients and their caregivers. Cochrane Database of Systematic Reviews 2008, Issue 2. (DOI: 10.1002; 14651858.CD001919.pub2)

369. Sommerfeldt, S.; Gerstner, M.; Metzmacher, K.; Roos, K.; Schwarz, R. (1992): Betreuung schwerkranker Tumorpatienten im „Verzahnungsbereich" von stationärer und ambulanter Versorgung. Deutsche Krankenpflege-Zeitschrift 45, Nr. 10, 699-704

370. Spiessl, H.; Hübner-Liebermann, B.; Binder, H.; Cording, C. (2002): «Heavy Users» in einer psychiatrischen Klinik. Eine Kohortenstudie mit 1811 Patienten über fünf Jahre. Psychiatrische Praxis 29, Nr. 7, 350-354

371. Spiller, A. (2005): Entwicklung eines Curriculums für Entlassungsmanagement. PrInterNet 04; 05, 229-244

372. Spiller, A.; Gittler-Hebestreit, N. (2005): Pflegeüberleitung – Ein pflegewissenschaftlich begleitetes Projekt zur Einführung und Evaluation am Universitätsklinikum Jena. PrInterNet 7, Nr. 3, 166-174

373. Stäbler, W.; Wagner, B. (2003): Fallkostenkalkulation von Stammzelltransplantationen und ausgewählte Chemotherapie-Verfahren. Bottom-up-Analyse von Fallkosten in der Kinderonkologie. Klinische Pädiatrie 215, Nr. 3, 179-184

374. Städtisches Krankenhaus München-Neuperlach (Hrsg.) (2001): Koordinierte Entlassung. Projektbericht München-Neuperlach, Städtisches Krankenhaus

375. Steele, N.F.; Sterling, Y.M. (1992): Application of the case study design: nursing interventions for discharge readiness. Clinical Nurse Specialist 6, Nr. 2, 79-84

376. Steeman, E.; Moons, P.; Milisen, K.; De Bal, N.; De Geest, S.; De Froidmont, C.; Tellier, V.; Gosset, C.; Abrahma, I. (2006): Implementation of discharge management for geriatric patients at risk of readmission or institutionalization. International Journal of Quality in Health Care 18, Nr. 5, 352-358

377. Stehling, H. (2007): Begleiten statt entlassen – Entlassungsmanagement für Patienten mit Demenz. pflegen: Demenz 3, 35-38

378. Steiner, A.; Neu, C.R. (1993): Monitoring the Changes in Use of Medicare Posthospital Services. RAND; UCLA; Harvard Center for Health Care Financing Policy Research. Santa Monica: RAND

379. Stenzel, C.; Scheven, G.; Jacobus, B.; Meiforth, H.; Witt, M. (2002): Komplexe Patientenentlassung. Wann endet der Pflegeprozess? Die Schwester; Der Pfleger 41, Nr. 8, 686-691

380. Stephens, N. (2005): Complex care packages: supporting seamless discharge for child and family. Paediatric Nursing 17, Nr. 7, 30-32

381. Strauss, A.; Corbin, J. M. (1988): Shaping a new Health Care System: The Explosion Of Chronic Illness As An Catalyst For Change. Jossey-Bass, San Francisco

382. Sullivan, M.K. (1995): Facilitating continuity of care: the role of the patient care coordinator. Nursing Clinics of North America 30, Nr. 2, 221-230

383. Tacke, D. (1999): Sprachstörung und Identität. Das Wiederaufrichten des Ich bei Menschen mit Aphasie. In: Moers, M.; Schiemann, D.; Schnepp, W. (Hrsg.): Pflegeforschung zum Erleben chronisch kranker und alter Menschen. Bern: Huber, 161-218

384. The Health Boards Executive (2003): Admissions and Discharge Guidelines. Health Strategy Implementation Project 2003. Tullamore [URL: http://www.dohc.ie/issues/health_strategy/action84.pdf?direct=1; 30.06.08]

385. Thomas, B.; Kircher, M.; Wirnitzer, B. (2003): Pflege-Case-Management: Ein Lösungsansatz zur nachstationären Versorgung von pflege- und hilfsbedürftigen Patienten. Die Schwester; Der Pfleger 42, Nr. 12, 930-935

386. Thomas, B.; Wirnitzer, B. (2001): Pflegeberatung im Krankenhaus München Neuperlach: Erste Ergebnisse des Modellprojektes. Pflegezeitschrift 54, Nr. 12, 869-874

387. Tilus, S.L. (2002): The Influence of Nursing Education on Collaborative Discharge Planning. Journal for Nurses in Staff Development 18, Nr. 5, 274-281

388. Titler, M.G.; Pettit, D.M. (1995): Discharge readiness assessment. Journal of Cardiovascular Nursing 9, Nr. 4, 64-74

389. Trabant, R.; Gerth, D.; Saadaty, F.; Neßhöver, W. (2000): 10 Jahre Gerontopsychiatrische Übergangspflege in Tempelhof. Psychiatrie- und Altenhilfe-News, Nr. 3, 17-22

390. Uhlmann, B.; Bartel, D.; Kunstmann, W.; Sieger, M. (2005): Versorgungskontinuität durch Pflegeüberleitung – die Perspektive von Patienten und Angehörigen. Pflege 18, Nr. 2, 105-111

391. Ullrich, K.; Mayer-Aberle, E. (2004): Einrichtung einer Stelle für Pflegeüberleitung: Schnittstellen werden zu Nahtstellen. Pflegezeitschrift 57, Nr. 10, 702-706

392. van Fleet, S.K.; Hughes, M.K. (1996): Psychiatric CNS consultation model in a medical setting. Clinical Nurse Specialist 10, Nr. 4, 204-211

393. Vertesi, A.; Darzins, P.; Lowe, S.; McEvoy, E.; Edwards, M. (2000): Development of the Handicap Assessment and Resource Tool (HART). Canadian Journal of Occupational Therapy 67, Nr. 2, 120-127

394. Vogel, W.; Braun, B. (2000): Qualitätssicherung geriatrisch-rehabilitativer Krankenhausbehandlung. Medizinische und funktionelle Ergebnisse im Langzeitverlauf. Zeitschrift für ärztliche Fortbildung und Qualitätssicherung 94, Nr. 2, 95-100

395. von Reibnitz, C. (2007): Die Lücke zwischen ambulant und stationär schließen. Häusliche Pflege 16, Nr. 9, 42-45

396. von Renteln-Kruse, W.; Nogaschewski, K.; Meier-Baumgartner, H.P. (2002): Krankheitswissen, Erwartungen und Urteile zur Behandlung älterer Schlaganfallpatienten und ihrer nächsten Angehörigen. Eine prospektive Untersuchung im Verlauf stationärer Behandlung. Zeitschrift für Gerontologie und Geriatrie 35, Nr. 3, 241-249

397. Warren, M.L.; Jarrett, C.; Senegal, R.; Parker, A.; Kraus, J.; Hartgraves, D. (2003): An Interdisciplinary Approach to Transitioning Ventilator-dependent Patients to Home. Journal of Nursing Care Quality 19, Nr. 1, 67-73

398. Wasson, D.; Anderson, M.A. (1994): Hospital-Patient Education: Current Status and Future Trends. Journal of Nursing Staff Development 10, 147-151

399. Waterman, H.; Leatherbarrow, B.; Slater, R.; Waterman, C. (1999): Post-operative pain, nausea and vomiting: qualitative perspectives from telephone interviews. Journal of Advanced Nursing 29, Nr. 3, 690-696

400. Waters, K.; Allsopp, D.; Davidson, I.; Dennis, A. (2001): Sources of support for older people after discharge from hospital: 10 years on. Journal of Advanced Nursing 33, Nr. 5, 575-582

401. Watts, R.; Gardner, H.; Pierson, J. (2005a): Factors that enhance or impede critical care nurses' discharge planning practices. Intensive and Critical Care Nursing 21, Nr. 5, 302-313

402. Watts, R.; Pierson, J.; Gardner, H. (2005b): How do critical care nurses define the discharge planning process? Intensive and Critical Care Nursing 21, Nr. 1, 39-46

403. Weaver, L.; Doran, K.A. (2001): Telephone Follow-Up After Cardiac Surgery. Facilitating the transition from hospital to home. American Journal of Nursing 101, Nr. 5, 2400-24SS

404. Weiler, P.; Luben, J.; Chi, I. (1991): Cognitive impairment and hospital use. American Journal of Public Health 81, Nr. 9, 1153-1157

405. Weinberger, M.; Oddone, E.Z.; Henderson, W.G. (1996): Does increased access to primary care reduce hospital readmissions? Veterans Affairs Cooperative Study Group on Primary Care and Hospital Readmission. New England Journal of Medicine 334, Nr. 22, 1441-1447

406. Weiss, M.E.; Piacentine, L.B.; Ancona, J.; Gresser, S.; Toman, S.; Vega-Stromberg, T. (2007): Perceived Readiness for Hospital Discharge in Adult Medical-Surgical Patients. Clinical Nurse Specialist 21, Nr. 1, 31-42

407. Wells, S. (1996): Adding an ‚at home' path to your discharge plan. American Journal of Nursing 96, Nr. 10, 73-74

408. Werbke, S. (1999): Der Beitrag der Pflege in der onkologischen Rehabilitation. Pflege aktuell 53, Nr. 12, 656-659

409. Westra, B. L.; Holland, D.E.; Aufenthie, J.; Cullan, L.; Finley, J.; Griebenow, L.; Hess, G.; Jacobson, T.; Kennebek, S.; McHale, J.; McMyler, E.; Ohland, J.; Ryan, S.; Wollan, P. (1998): Assessment. Testing the Uniform Needs Assessment Instrument for hospital discharge planning with older adults. Journal of Gerontological Nursing 24, Nr. 5, 42-46

410. White, M. J.; Holloway, M. (1990): Patient concerns after discharge from rehabilitation. Rehabilitation Nursing 15, Nr. 6, 316-318

411. Wiles, R.; Postle, K.; Steiner, A.; Walsh, B. (2003): Nurse-led intermediate care: patients' perceptions. International Journal of Nursing Studies, Nr. 40, 61-71

412. Williams, A.; Botti, M. (2002): Issues concerning the on-going care of patients with comorbidities in acute care and post-discharge in Australia: a literature review. Journal of Advanced Nursing 40, Nr. 2, 131-140

413. Williams, E.I.; Fitton, F. (1988): Factors affecting early unplanned readmission of elderly patients to hospital. British Medical Journal 297, Nr. 24, 784-787

414. Williams, F.G.; Warrick, L.H.; Christianson, J.B.; Netting, F.E. (1993): Critical factors for successful hospital-based case management. Health Care Management Review 18, Nr. 1, 63-70

415. Wilson, K.; Pateman, B.; Beaver, K.; Luker, K.A. (2002): Patient and carer needs following a cancer-related hospital admission: the importance of referral to the district nursing service. Journal of Advanced Nursing 38, Nr. 3, 245-253

416. Wingenfeld, K. (1999): Konzepte und Maßnahmen zur Sicherstellung des Übergangs von der Krankenhaus- oder Rehabilitationsbehandlung zur Betreuung durch Pflegeeinrichtungen. Unveröffentlichter Projektbericht. Bielefeld: IPW

417. Wingenfeld, K. (2005): Die Entlassung aus dem Krankenhaus. Institutionelle Übergänge und gesundheitlich bedingte Transitionen. Bern: Huber

418. Wingenfeld, K.; Büscher, A.; Schaeffer, D. (2007a): Recherche und Analyse von Pflegebedürftigkeitsbegriffen und Einschätzungsinstrumenten. Studie im Auftrag der Spitzenverbände der Pflegekassen. Bielefeld (Projektbericht)

419. Wingenfeld, K.; Joosten, M.; Müller, C.; Ollendiek, I. (2007b): Pflegeüberleitung in Nordrhein-Westfalen: Patientenstruktur und Ergebnisqualität. Veröffentlichungsreihe des Instituts für Pflegewissenschaft an der Universität Bielefeld (IPW), P07-137. Bielefeld: IPW

420. Wirnitzer, B. (2002): Von der koordinierten Entlassung zum Case-Management. Pflege Aktuell 56, Nr. 6, 332-335

421. Wong, K.W.; Wong, F.K.Y.; Chan, M.F. (2005): Effects of nurse-initiated telephone follow-up on self-efficacy among patients with chronic obstructive pulmonary disease. Journal of Advanced Nursing 49, Nr. 2, 210-222

422. Wu, C.-Y. (1995): Assessment of postdischarge concerns of coronary artery bypass graft patients. Journal of Cardiovascular Nursing 10, Nr. 1, 1-7

423. Yilmaz, M.C.; Emiroglu, O.N. (2005): The Need Assessment Of MI Patients In Discharge Planning And Home-Health Care: A Sample From Turkey. The Internet Journal of Advanced Nursing Practice 7, Nr. 2

424. York, R.; Brown, L.P.; Samuels, P.; Finkler, S.A.; Jacobsen, B.; Persely, C.A.; Swank, A.; Robbins, D. (1997): A randomized trial of early discharge and nurse specialist transitional follow-up care of high-risk childbearing women. Nursing Research 46, Nr. 5, 254-261

425. Zander, K. (2000): Case Management, klinische Pfade und CareMaps: Stand der Entwicklung und Diskussion in den USA. In: Ewers, M.; Schaeffer, D. (Hrsg.): Case Management in Theorie und Praxis. Bern: Huber, 91-115

426. Zimmermann, D. (2004): Versorgungskontinuität sichern: Implementierung eines pflegerischen Entlassungsmanagements, Teil 2. Die Schwester; Der Pfleger 43, Nr. 11, 824-828

427. Zureik, M.; Lang, T.; Trouillet, J.L.; Davido, A.; Tran, B.; Levy, A.; Lombrail, P. (1995): Returning home after acute hospitalization in two French teaching hospitals: predictive value of patients' and relatives' wishes. Age and Aging 24, Nr. 3, 227-234

428. Zurmühlen, V. (2005): Entlassung muss in einer Hand liegen: Der Expertenstandard in der Praxis. Pflegen ambulant 16, Nr. 3, 9-11

429. Zwicker, D.; Picariello, G. (2003): Discharge planning for the older adult. In: Mezey, M.; Fulmer, T.; Abraham, I.; Zwicker, D.A. (Hrsg.): Geriatric nursing protocols for best practice. 2nd edition. New York: Springer, 292-316 [URL: http://www.guideline.gov/summary/summary.aspx?ss=15&doc_id=3517&nbr=2743, 30.06.08]

Eine Übersicht über die Bewertung der eingeschlossenen Studien ist auf der Homepage des DNQP und www.dnqp.de als PDF-Datei verfügbar.

3.10 Glossar

Angehörige

Primäre Bezugspersonen des Patienten bzw. Pflegebedürftigen. Der Begriff wird auch dann verwendet, wenn kein direktes Verwandtschaftsverhältnis vorhanden ist.

Assessment, initiales

Grobe Einschätzung gesundheitlicher Probleme, des zu erwartenden Versorgungsbedarfs und der Versorgungssituation nach der Krankenhausentlassung mit dem Ziel einer frühzeitigen Identifizierung von Personen, die ein erhöhtes Risiko schlechter Entlassungsergebnisse aufweisen (wird auch Screening genannt).

Assessment, differenziertes

Systematische, auf ausgewiesenen Kriterien beruhende, d. h. instrumentengestützte Einschätzung der Selbstversorgungsfähigkeiten, der Pflegeprobleme, des Pflege- und weitergehenden Unterstützungsbedarfs einer Person sowie ggf. der für die Versorgung charakteristischen Bedingungen (materielle Umgebung, Hilfsmittelversorgung, Unterstützung durch Angehörige und Einrichtungen/Dienste).

Edukation

Planvolle Herbeiführung einer Lernerfahrung auf Seiten von Patienten und/oder Angehörigen mit dem Ziel, pflegerische Kompetenzen und weitergehende Selbstmanagementkompetenzen zu fördern, die betreffenden Personen zur Kommunikation gesundheitlicher Problemlagen und ihrer Folgen zu befähigen und ihre Kompetenz zur Nutzung von Gesundheitsdienstleistungen zu fördern. Patienten- bzw. Angehörigenedukation ist im anglo-amerikanischen Sprachraum ein gängiger Begriff für anspruchsvolle, individuelle Patientenschulungen, die sowohl Wissensvermittlung und Förderung technischer Fertigkeiten als auch die Beratung mit dem Ziel von Verhaltensänderungen umfasst. Edukation umfasst ein systematisches Vorgehen, das auf einer Einschätzung des Edukationsbedarfs und der Lernvoraussetzungen auf Seiten des Patienten oder der Angehörigen beruht.

Evidenz

Im Kontext der evidenzbaiserten Medizin aus dem Englischen stammender Begriff (evidence = Nachweis, Beweis) für Informationen aus wissenschaftlichen Studien, die einen Sachverhalt erhärten (evident machen) oder widerlegen. Die Qualität hängt dabei wesentlich von der methodischen Güte der zugrundeliegenden Studien ab (Kunz et al. 2000).

Evidenzbasiert

Der Prozess systematischer Erkenntnisse, Beurteilung und Verwendung von Forschungserkenntnissen als Basis für klinische Entscheidungen

Evidenzklassifikation

Unter Evidenzklassifikation (Evidenzstufen, Hierarchie der wissenschaftlichen Evidenz, levels of evidence) versteht man die hierarchische Anordnung von Studientypen entsprechend methodischer Charakteristika zur Beurteilung der Aussagekraft von Studien hinsichtlich der (internen) Validität.

Evaluation

Bewertung der Wirkungen von Maßnahmen oder Verfahren (z. B. Auswirkungen auf die Patientenversorgung,) hinsichtlich vorher festgelegter Kriterien und Messgrößen

Fall-Kontroll-Studien

sind retrospektive Beobachtungsstudien, bei denen eine Gruppe von Personen mit einer Zielerkrankung („Fällen") und eine Gruppe von Personen ohne die Erkrankung („Kontrollen") auf das Vorhandensein von Expositionsfaktoren (Risiko- oder protektive Faktoren) verglichen werden.

Kohortenstudien

sind vergleichende Beobachtungsstudien, in denen Personen (Kohorte) mit bzw. ohne eine Intervention/Exposition über einen definierten Zeitraum beobachtet werden, um Unterschiede im Auftreten der Zielerkrankung festzustellen. Kohortenstudien können prospektiv oder retrospektiv durchgeführt werden.

Meta-Analyse

Eine Meta-Analyse ist ein statistisches Verfahren, um die Ergebnisse mehrerer Studien, die die gleiche Frage bearbeiten, quantitativ zu einem Gesamtergebnis zusammenzufassen und dadurch die Aussagekraft (Genauigkeit der Effektschätzung) gegenüber Einzelstudien zu erhöhen. Meta-Analysen werden mit zunehmender Häufigkeit in systematischen Reviews eingesetzt. Allerdings beruht nicht jede Meta-Analyse auf einem systematischen Review.

Pflegefachkraft

Altenpflegerinnen und -pfleger, Gesundheits- und Krankenpflegerinnen und -pfleger, Gesundheits- und Kinderkrankenpflegerinnen und -pfleger sowie Fachkräfte im Pflegedienst, die über eine Hochschulqualifikation in einem pflegebezogenen Studiengang verfügen.

Prävention

Maßnahmen zur Vermeidung eines schlechteren Zustandes (Kuration und Rehabilitation: Erreichung eines besseren Zustandes)

Randomisierung

Zufällige Zuordnung von Patienten zur Therapie- und Kontrollgruppe

Randomisierte, kontrollierte Studie (RCT)

Eine experimentelle Studie, bei der Patienten, die definierte Einschlusskriterien erfüllen, zufällig einer Therapiegruppe bzw. einer Kontrollgruppe zugeordnet werden (Perleth und Antes 2002).

Reliabilität

Zuverlässigkeit, der Grad der Konsistenz oder Genauigkeit, mit der ein Instrument auch misst, was es messen soll (Polit et al. 2004).

Selbstmanagement

Selbständiger Umgang von Patienten und ihren Angehörigen mit der Erkrankung, deren Folgen und Therapie. Dazu gehören z. B. Fähigkeiten, Problematiken zu erkennen, Entscheidungen hinsichtlich der Wahl von Maßnahmen treffen zu können und diese auszuführen. Die Fähigkeit, Hilfe zu holen, gehört dazu.

Sensitivität

Die „Sensitivität" (richtig positive Rate eines Tests) bezeichnet den Anteil der test-positiven Personen unter allen Erkrankten einer Stichprobe, d. h. die Wahrscheinlichkeit, mit einem diagnostischen Test die Kranken auch als krank zu identifizieren. Eine hohe Sensitivität wird angestrebt, wenn eine Erkrankung mit hoher Sicherheit ausgeschlossen werden soll.

Signifikanz

Angabe über die Wahrscheinlichkeit, mit der der gefundene/gemessene Wert identisch mit dem tatsächlichen Wert ist (LoBiondo-Wood und Haber 2005).

Spezifität

Die „Spezifität" (richtig negative Rate eines Tests) beschreibt den Anteil der test-negativen Personen unter allen Nicht-Erkrankten einer Stichprobe, d. h. die Wahrscheinlichkeit, mit einem diagnostischen Test Nicht-Erkrankte korrekt zu identifizieren. Eine hohe Spezifität wird angestrebt, wenn eine Erkrankung mit großer Sicherheit bestätigt werden soll.

Review (Übersichtsarbeit)

In einer Übersichtsarbeit werden von den Autoren die zu diesem Thema relevanten Studien nach zuvor festgelegten Kriterien gesichtet, beschrieben und ausgewertet. Am Ende steht eine Zusammenfassung der Studienlage.

Systematischer Review

Unter einem Systematischen Review (Synonym: Systematische Übersicht) versteht man den schriftlichen Bericht über das Ergebnis einer Sekundärforschung, bei der zu einer klar formulierten Frage alle verfügbaren Primärstudien systematisch und nach expliziten Methoden identifiziert, ausgewählt, kritisch bewertet, die Ergebnisse extrahiert und deskriptiv oder mit statistischen Methoden quantitativ (Meta-Analyse) zusammengefasst werden. Nicht jeder systematische Review führt zu einer Meta-Analyse.

Validität

Unter Validität versteht man das Ausmaß, in dem ein Studienergebnis die Wirklichkeit widerspiegelt und frei von systematischen Fehlern ist. Dabei kommt einer sorgfältigen Studienmethodik und einer repräsentativen Studienpopulation besondere Bedeutung zu.

Informationen zum "Networking for Quality"

Das Deutsche Netzwerk für Qualitätsentwicklung in der Pflege ist ein bundesweiter Zusammenschluss von Fachkollegen in der Pflege, die sich mit dem Thema Qualitätsentwicklung auseinandersetzen. Übergreifende Zielsetzung des DNQP ist die Förderung der Pflegequalität auf der Basis von Praxis- und Expertenstandards in allen Einsatzfeldern der Pflege. Für die inhaltliche Steuerung des Netzwerks steht der Lenkungsausschuss und für die Durchführung wissenschaftlicher Projekte und Veröffentlichungen das wissenschaftliche Team an der Fachhochschule Osnabrück zur Verfügung. Das DNQP betreibt einen kontinuierlichen Fachdialog über aktuelle Qualitätsthemen mit Partnerorganisationen auf europäischer Ebene.

Zentrale Aufgabenschwerpunkte:

- Entwicklung, Konsentierung und Implementierung evidenzbasierter Expertenstandards
- Beforschung von Methoden und Instrumenten zur Qualitätsentwicklung und -messung

Netzwerksteuerung

Die inhaltliche Steuerung des Netzwerks erfolgt durch einen Lenkungsausschuss, dessen Mitglieder in unterschiedlichen Aufgabenfeldern der Pflege tätig sind und sich dort mit Fragen der Qualitätsentwicklung in der Pflege auseinandersetzen. Es handelt sich um Vertreter aus Pflegewissenschaft, -management, -lehre, -praxis und -forschung.

Mitglieder des DNQP-Lenkungsausschusses:

Prof. Dr. Sabine Bartholomeyczik
Universität Witten/Herdecke, Institut für Pflegewissenschaft

Prof. Marlies Beckmann
Fachhochschule Frankfurt am Main

Prof. Dr. Astrid Elsbernd
Hochschule Esslingen

Hedwig François-Kettner
Pflegedirektorin in der Charité Universitätsmedizin Berlin
Mitglied im Präsidium des Deutschen Pflegerats (DPR)

Gudrun Gille
1. Vorsitzende des Deutschen Berufsverbandes für Pflegeberufe e. V. (DBfK), Berlin

Prof. Dr. Ulrike Höhmann
Ev. Fachhochschule Darmstadt

Dr. Edith Kellnhauser
Prof. emer. Kath. Fachhochschule Mainz

Prof. Dr. Martin Moers
Fachhochschule Osnabrück, Studienprogramm Pflegewissenschaft

Prof. Dr. Martina Roes
Hochschule Bremen

Prof. Dr. Doris Schiemann
Fachhochschule Osnabrück, Studienprogramm Pflegewissenschaft

Christine Sowinski
Kuratorium Deutsche Altershilfe (KDA), Köln